[改訂版]

これだけはおさえたい！

保育者のための子どもの保健

鈴木美枝子［編著］ 内山有子・田中和香菜・両角理恵［著］

創 成 社

本文イラスト：古谷哲史

改訂版刊行によせて

　本書は，主に保育者を目指す学生が，わかりやすく『子どもの保健』を学ぶためのテキストとして2019年に刊行されましたが，その前進は，2011年に刊行された『これだけはおさえたい！保育者のための子どもの保健Ⅰ』であることは，初版の「はじめに」でお伝えした通りです。

　折しも2011年3月といえば，東日本大震災が起きた年であり，まさにこの本書の前身である『これだけはおさえたい！ 保育者のための子どもの保健Ⅰ』の「はじめに」を執筆しているときにあの大災害が起きました。そして，今回，本書の改訂版を刊行する2024年は，能登半島地震から始まりました。被災されました方々には，心よりお見舞い申し上げます。

　保育者を志す学生にとって，子どもの命を守ることは何をさしおいても重要であることを，この『子どもの保健』の科目からぜひ学び取っていただきたいと思います。

　もちろん災害対策だけではありません。2019年に始まった新型コロナウイルス感染症のパンデミックは，保育・幼児教育施設においても，保育者や子どもにとって非常に大きな影響を与えました。本書においても多数引用している『保育所における感染症対策ガイドライン（2018年改訂版）』も，コロナ禍において数回に渡り改訂が繰り返しされてきましたが，2023年5月に，新型コロナウイルス感染症の感染症法の位置づけが5類相当に移行されたことに伴い，本書では現在の最新情報である『保育所における感染症対策ガイドライン（2018年改訂版，2023（令和5）年5月一部改訂，2023（令和5）年10月一部修正）』をもとに内容の見直しを行いました。

　また2023年4月にこども家庭庁が発足し，子どもをまんなかにした社会を実現するために，さまざまな施策が取られてきています。どんな子どもも守られ，切れ目ない充実した支援が受けられるために，子どもや家庭の身近にいる保育者は，子どもや家庭に寄り添いながら適切な支援をしていくことが求められています。

　『子どもの保健』を学ぶ上では保健的な知識を学ぶことはもちろんですが，子どもに保健的な対応を施すときには，目のまえの子どもがどのような気持ちなのかについても丁寧に読み取りながら接してほしいと思います。保健的知識を用いながら，子どもが十分に豊かな経験ができるよう，保育と保健をバランスよく融合させる営みについて，ぜひ本書を用いながら学び，思考し，実践していただけたらと思います。

　このたび，改訂版刊行の機会を作ってくださった創成社の塚田尚寛社長に，心より感謝申し上げます。また常に丁寧で確実な仕事をしてくださった西田徹氏をはじめとする出版部の方々に，この場をお借りして深く感謝申し上げます。

　本書のためにご協力くださいましたすべての方々に，心からのお礼を申し上げます。

編著者　鈴木美枝子

はじめに

　本書は，保育者を目指す学生にとって，わかりやすく『子どもの保健』を学べるテキストにしたいという意図をもって作成しました。本書の前身である『これだけはおさえたい！ 保育者のための子どもの保健Ⅰ』(2011 (平成23) 年初版～2018 (平成30) 年第4版刊行) および『これだけはおさえたい！ 保育者のための子どもの保健Ⅱ』(2012 (平成24) 年初版～2018 (平成30) 年第2版刊行) を作成した当時と，その意図は変わらず引き継いでいます。

　このたび，2017 (平成29) 年に告示された保育所保育指針に合わせて保育士養成課程等の見直しが行われ，これまで『子どもの保健Ⅰ』『子どもの保健Ⅱ』として学んできた教科目が，新たに『子どもの保健』『子どもの健康と安全』に改編されました。とくに『子どもの保健』に関しては，保育における保健的対応に関する基礎的事項を修得する教科目として再編され，今回の保育所保育指針の改定のポイントの一つでもある「養護」の視点を踏まえた実践力の向上を目指すことが求められています。

　本書では，保育と保健の融合を目指し，保健的知識について，保育現場で大切にしている「養護」の視点を織り交ぜながら伝えることを試みました。保健的知識を保育現場で実践していくためには，最新の保健的知識を正しく理解しておくことが大切ですが，加えて，保育を理解した上での保健的対応を，保育現場で実際に行うことができる力が求められます。そのためには，保健的な視点と保育の視点の双方を理解し，融合していくことが不可欠なのではないでしょうか。その双方の視点を融合させながら保育を考えることのできる保育者を養成していけたらと切に願っています。

　なお本書では，「保育所における感染症ガイドライン (2018年改訂版)」，「保育所におけるアレルギー対応ガイドライン (2019年改訂版)」，「教育・保育施設等における事故防止及び事故発生時の対応のためのガイドライン (2016年)」等，最新のガイドラインの情報を掲載しました。また，保育者を目指す学生が理解しやすいよう，イラストや用語解説を多く取り入れ，現場では・・・　ワンポイントアドバイス　知っておこう！といったコラムを随所に散りばめました。保育現場を想像しながら，理解を深めていただけたら幸いです。

　今回，新しい保育士養成課程が適用されたこの機会に，本書の刊行の機会を作ってくださいました創成社の塚田尚寛社長に，心より感謝申し上げます。また，常に丁寧で確実な仕事をしてくださった西田徹氏をはじめとする出版部の方々に，この場をお借りして深謝いたします。

　本書のためにご協力くださいましたすべての方々に，心よりお礼申し上げます。

編著者　鈴木美枝子

目　次

改訂版刊行によせて
はじめに

第1章　子どもの心と体の健康と保健の意義 ―― 1
1　生命の保持と情緒の安定のための保健活動の意義と目的 …… 1
2　健康の概念と健康指標 …… 6
3　現代社会における子どもの健康の現状と課題 …… 13
4　地域における保健活動と子ども虐待防止 …… 17

第2章　子どもの発育・発達と保健 ―― 28
1　わたしたちの体 …… 28
2　身体発育 …… 31
3　運動機能の発達 …… 37
4　生理機能の発達 …… 43
5　感覚器の発達 …… 51
6　精神機能の発達 …… 54

第3章　子どもの心と体の健康状態の把握 ―― 60
1　発育・発達の把握と健康診断 …… 60
2　保護者との情報共有 …… 74
3　子どもの健康状態の観察 …… 80
4　体調の良くない子どもへの対応 …… 82

第4章　子どもの病気の予防と適切な対応 ―― 96
1　子どものかかりやすい感染症 …… 96
2　感染症の予防と対応 …… 121
3　その他の子どもの病気 …… 140
4　先天異常 …… 165

第5章　保育における保健 ―― 171
1　職員の健康管理 …… 171
2　気をつけたい体や心の不調 …… 172
3　これからの「子どもの保健」と保育 …… 175

索　引　179
ワークシート①～⑥

第1章 子どもの心と体の健康と保健の意義

1 生命の保持と情緒の安定のための保健活動の意義と目的

　「子どもの保健」とは，どのようなことを学ぶ科目なのでしょうか。保育者は，子どもの最も近くにいる大人の一人として，子どもの心と体の健康を保持・増進するためにどのような保健活動を行うべきかを理解しておく必要があります。そのためには，子どもの発育・発達について理解し，その成長過程に応じた対応についても理解しておくことが求められます。また，日々の心と体の健康状態を把握し，常に子どもの変化に敏感に気づき，子どもが体調不良になったときに，適切な対応ができることも求められます。さらには，子どもが病気にならないための予防法などについても，他職種と連携・協働して対応していくことも欠かせません。

　2017（平成29）年3月告示の**保育所保育指針**の改定を受けて，「指定保育士養成施設の指定及び運営の基準について（平成15年　厚生労働省雇用均等・児童家庭局長通知）」の一部が改正され，改めて「子どもの保健」を学ぶ重要性が示されました。

　2023（令和5）年4月1日には，こども家庭庁が発足し，「こどもまんなか社会」の実現に向けて動き出しました。就学前の子どもの育ちが，より一層大切にされるべきであることが示されています。

　今後，保健，医療，福祉，教育，療育等，子どもの成長に関わる分野がともに連携し，認識を共有しながら子どもや保護者に関わっていくことがますます求められていきます。保育者養成にとっても，保健分野を単一の分野として捉えるのではなく，「保育とともにある保健」という視点を大切にしながら，子どもの生命の保持と情緒の安定のために，保育者はどうあるべきか，考えていくことが大切です。

　これから「子どもの保健」を学びながら，保育と保健の融合をめざす方向性を探っていきましょう。

1 生命の保持と情緒の安定

　保育の場において，子どもの生命が保持されていることが大前提であることは，誰しも理解できることと思います。つまり，どのような保育内容を展開しようとも，その前提には，子どもが生きてそこで生活していること，また子どもは，ただ生活していればよいのではなく，生き生きと元気に，日々楽しく，そして子どもの心が満たされ，情緒の安定が図られていることが重要です。

　2017（平成29）年告示の保育所保育指針において，**養護**の意味があらためて確認され，徹底していくことが強調されました。同指針の**第1章　総則　2　養護に関する基本的事項**の中で，次のように養護の理念が掲げられています。

> **2　養護に関する基本的事項**
> **（1）養護の理念**
> 　保育における養護とは，<u>子どもの生命の保持及び情緒の安定を図るために保育士等が行う援助や関わり</u>であり，保育所における保育は，養護及び教育を一体的に行うことをその特性とするものである。保育所における保育全体を通じて，養護に関するねらい及び内容を踏まえた保育が展開されなければならない（下線筆者）。

　つまり，保育所保育指針の中で定められている養護の定義こそが，**生命の保持**及び**情緒の安定**であり，この養護に関しては，保育士養成課程を構成する教科目全体を通じて学ぶべき内容であるとされています。

　「子どもの保健」において，養護の理念は特に重要です。まさに，子どもの生命を保持するための保健活動は，この保育所保育指針で謳われている**養護**に合致しているといってよいでしょう。また，情緒の安定についても，心身の健康と密接に結びついており，子どもと関わる上で，非常に重要な視点となります。以下に，2017（平成29）年告示の保育所保育指針の**第1章　総則　2　養護に関する基本的事項**の**（2）養護に関わるねらい及び内容**　の　**ア　生命の保持**　について記します。

> **（2）養護に関わるねらい及び内容**
> **ア　生命の保持**
> **（ア）ねらい**
> 　① 一人一人の子どもが，快適に生活できるようにする。
> 　② 一人一人の子どもが，健康で安全に過ごせるようにする。
> 　③ 一人一人の子どもの生理的欲求が，十分に満たされるようにする。
> 　④ 一人一人の子どもの健康増進が，積極的に図られるようにする。

（イ）内容

① 一人一人の子どもの平常の健康状態や発育及び発達状態を的確に把握し，異常を感じる場合は，速やかに適切に対応する。
② 家庭との連携を密にし，嘱託医等との連携を図りながら，子どもの疾病や事故防止に関する認識を深め，保健的で安全な保育環境の維持及び向上に努める。
③ 清潔で安全な環境を整え，適切な援助や応答的な関りを通して子どもの生理的欲求を満たしていく。また，家庭と協力しながら，子どもの発達過程等に応じて，適度な運動と休息をとることができるようにする。また，食事，排泄，衣類の着脱，身の回りを清潔にすることなどについて，子どもが意欲的に生活できるよう適切に援助する。

　上記の**（ア）ねらい**にあるように，保育現場においては，一人一人の子どもが快適に，そしてその子どもにとっての健康状態が保たれ，安全に生活できるよう，保育者が適切な支援を行っていくことが求められます。そのためには，保育者は常に一人一人の子どもの普段の様子を的確に把握しておくことが重要であり，いつもと少しでも「なにかが違う」と感じた時には，すみやかに適切に対応できるためのスキルを身につけておく必要があります。「子どもの保健」では，平常時の子どもの健康状態の見方を学び，少しでも違和感がある時には，すみやかに対応できるよう，体調不良時等の適切な対応方法について学んでいきます。また，常日頃から家庭との信頼関係を築き，お互い情報交換をしながら連携し，必要に応じて園内の他職種（看護師，栄養士，調理員など）とも協働し，さらにはかかりつけ医や嘱託医とも連携しながら，子ども一人一人の生活で気にかける必要がある点などを確認しておきます。そうすることで，子どもが体調不良等になっても，瞬時に的確な対応が取れるようになります。

　また，子どもの生理的欲求に対しては，保育者が子どもの思いに気づき，**応答的な関わり**をしていくことが大切です。子どもの「○○したい」という気持ちを受け止めながら，例えば排泄の世話をする時にも，「さっぱりしたね。気持ちよくなったね。」といった声かけも大切になってきます。

　さらには，子どもの発達過程に応じた生活のリズムをつくることも重要です。子どものそれぞれの発達過程をみながら，自ら，食事や排泄等が行えるよう，適切な援助を行うことが求められます。一人一人の子どもの意欲を大切にし，時に待ちながら，時に励ましながら，一人一人の子どもが自律していけるよう，適切に関わっていきましょう。

　次に，**イ　情緒の安定**についても，そのねらいと内容を見てみましょう。

> （2）養護に関わるねらい及び内容
> イ　情緒の安定
> （ア）ねらい
> 　① 一人一人の子どもが，安定感をもって過ごせるようにする。
> 　② 一人一人の子どもが，自分の気持ちを安心して表すことができるようにする。
> 　③ 一人一人の子どもが，周囲から主体として受け止められ，主体として育ち，自分を肯定する気持ちが育まれていくようにする。
> 　④ 一人一人の子どもが<u>くつろいで共に過ごし，</u>心身の疲れが癒されるようにする（下線筆者）。
> （イ）内容
> 　① 一人一人の子どもの置かれている状態や発達過程などを的確に把握し，子どもの欲求を適切に満たしながら，応答的な触れ合いや言葉がけを行う。
> 　② 一人一人の子どもの気持ちを受容し，共感しながら，子どもとの継続的な信頼関係を築いていく。
> 　③ 保育士等との信頼関係を基盤に，一人一人の子どもが主体的に活動し，自発性や探索意欲などを高めるとともに，自分への自信をもつことができるよう成長の過程を見守り，適切に働きかける。
> 　④ 一人一人の子どもの生活のリズム，発達過程，保育時間などに応じて，活動内容のバランスや調和を図りながら，適切な食事や休息が取れるようにする。

　上記の**（ア）ねらい**にあるように，保育の場は，一人一人の子どもが心安らかに過ごす場であることが大切です。子どもの情緒の安定は，生命の保持と同じように大変重要であり，今回の保育所保育指針においては，子ども一人一人の心身の疲れが癒されるように，**くつろいで共に過ごす**，という言葉も明記されました。保育の場においては，長時間を過ごす子どもも多くいることから，静と動のバランスを程よく保ち，子どもの欲求を適切に満たしながら，応答的な触れ合いや言葉がけを行い，保育者と一緒にいることで安心してくつろげることが重要です。「子どもの保健」においては，子どもの体だけでなく，体と密接な関連がある心の健康についてもその関連性について学んでいくことが大切です。子どものさまざまなシグナルをキャッチし，子どもの気持ちに寄り添いながら対応していくことが求められるでしょう。さらには，子どもの体調とも大いに関連する生活のリズムのあり方や，食事や休息のあり方についても併せて学んでいく必要があります。

2 保育における保健活動の意義と目的

　ここまで，保育においては，**生命の保持**と**情緒の安定**が，**養護の理念**として大変重要であることを学びました。保育の場においては，さまざまな子どもが生活しているため，どの子どもにとっても，生命が脅かされることなく，居心地のよい空間になるよう，保育者として関わっていくことが求められています。

　第一に，免疫が未熟な乳幼児が生活する場として，集団の健康を守ることが重要となります。そのためには，**感染症対策**についての知識を身につけ，適切な対応ができるようになることが求められます。第二に，一人一人の子どもの健康状態を把握し，一人一人の子どもの状態に合った保健的対応をすることが求められます。近年，アレルギー疾患をはじめとする慢性疾患等をかかえながら通園している子どもが増加しており，そうした子どもたちも安心して園で過ごせるよう，保育者として適切な対応ができることが大切です。第三に，**災害への対策**を万全にし，どのような健康状態の子どもも，災害の際に安全に避難し，生活できるよう準備をしておくことが求められます。第四に，保護者との連携を密にし，発育・発達面や保健的な内容についても，保護者の不安を取り除くことができるよう，適切な**子育て支援**ができることが求められます。発育・発達についてや，子どもの体調の変化等についても，必要に応じて他職種と連携し，保護者の不安に寄り添いながら対応できるようにしていきましょう。

　2017（平成29）年告示の**保育所保育指針**でも，昨今の子どもの育ちをめぐる環境の変化から，**第3章　健康及び安全**　についての記載が見直されました。アレルギー疾患がある子どもの増加に伴い，アレルギー疾患への対応についての記述が充実しましたし，2011（平成23）年の東日本大震災をはじめ，大きな災害が各地でおこっている現状から，子どもの生命を守るための日頃の備えや危機管理等についての記述も充実しました。このように，「子どもの保健」に関する内容について，より詳細に記述されるようになっています。

　また，**第4章　子育て支援**　が新たに別立てとなり，保育者は保育の専門性を活かして，園児だけでなく，地域の保護者にも適切な子育て支援をしていくことが，改めて記述されました。昨今増加している子どもの虐待への対応なども含め，保育者による子育て支援は，今後ますます期待されていくでしょう。

　このように，保育における保健活動は，非常に多岐にわたりますが，どれも大変重要な要素を含んでいます。子どもの育ちを支える上で必要不可欠な保健活動について積極的に学び，子どもの心と体の健康を守り，子ども一人一人が，安全・安心に生活できるようにしていきましょう。

2 健康の概念と健康指標

1 健康とは

（1）WHO*における定義

健康とはどのような状態をいうのでしょうか。

健康とは，1948年 **WHO憲章**において定義された

> 健康とは，単に疾病がないとか虚弱でないだけではなく，身体的にも精神的にも，さらに社会的にも完全に良好な状態をいう。

というものが一般的にはよく用いられます。これは，
- 単に病気や怪我などがない（**身体的健康**）というだけではなく，
- 虐待やいじめなどがなく，心理的にも精神的にも満たされた状態であり（**精神的健康**），
- 周囲の環境や人間関係に関しても良好である（**社会的健康**）

ことを意味しているといえます。

用語解説　WHO（World Health Organization：世界保健機関）

世界の保健衛生に関する活動を行っている国際連合の専門機関のこと。

（2）「子どもの保健」における健康

それでは，「子どもの保健」における健康とはどのようなことでしょう。子どもの生命を保持すること，心身ともに健やかな生活を営むこと，保育者や他の子どもたちとの触れ合いの中で自己の存在感や充実感を味わうことができるよう，良好な関係を保つことなどが挙げられるでしょう。また一人一人の子どもの健康を考えるだけでなく，感染症の拡大といった視点から集団全体の健康についても考える必要があります。逆に集団の中だからこそ**一人一人の状況に合わせた健康**を個別に考える必要もあります。**障害**のある子どもや**慢性疾患**がある子どもの増加を踏まえて，どの子どもにとっても，それぞれ順調に発育・発達しているか，またその子どもにとっての健康が保持・増進されているか，といった視点を持つことが大変重要になります。

また，一人一人の子どもの気持ちに寄り添い，子どもの発することに対して**応答的に**関わっていくこともとても大切です。心と体の健康は密接に結びついていますので，どの子どもにとっても，安心できる居心地のよい場となるよう心掛けていくこと

も，大事な視点の一つとなります。

2 小児保健統計

小児保健統計とは，子どもの健康状態を評価する上で大変重要な指標です。ここでは，子どもの出生や死亡に関連のある統計について取り上げます。

（1）総人口

わが国の総人口は，2022（令和4）年10月1日現在，1億2,494万7千人（男6,075万8千人，女6,418万9千人）で，2011（平成23）年以降は減少傾向が続いています。年齢3区分別にみると，年少人口（15歳未満人口）は11.6％，生産年齢人口（15～64歳人口）は59.4％で年少人口と生産年齢人口が低下しているのに対し，老年人口（65

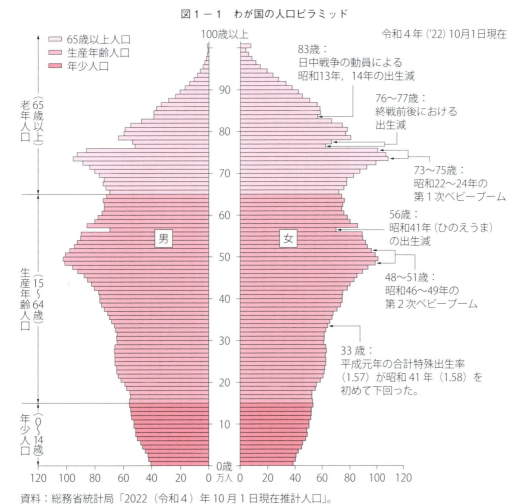

図1-1　わが国の人口ピラミッド

資料：総務省統計局「2022（令和4）年10月1日現在推計人口」。
出所：『国民衛生の動向 2023/2024』，2023年。

第1章　子どもの心と体の健康と保健の意義　7

歳以上人口）は29.0％と，年々増加しており，およそ全人口の3割が65歳以上となっています。

（2）合計特殊出生率*

第1次ベビーブームには4.32だった合計特殊出生率は，第2次ベビーブームには2.14になり，その後も減少傾向を示してきました。1989（平成元）年には，1966（昭和41）年の「ひのえうま」の迷信による出生率の一時的な低下（1.58）を下回ったため **1.57ショック** と呼ばれ，少子化が社会問題としてクローズアップされました。2005（平成17）年には過去最低の1.26を記録した後いくらか増加傾向に転じたものの再び減少し，コロナ禍の影響もあり，2022（令和4）年には，過去最低の2005（平成17）年と同じ1.26となり，少子化傾向に拍車がかかっています。

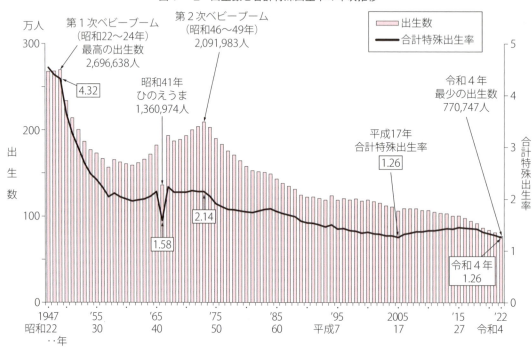

図1-2　出生数と合計特殊出生率の年次推移

資料：厚生労働省「人口動態統計」。
注：令和4年は概数である。
出所：『国民衛生の動向2023/2024』，2023年。

用語解説 合計特殊出生率

ある年次の 15 〜 49 歳までの女性の年齢別出生率を合計したもの。1 人の女性が一生の間に生む子どもの数を推計したもの。

以下の **15 〜 49 歳の年齢別出生率の合計**。

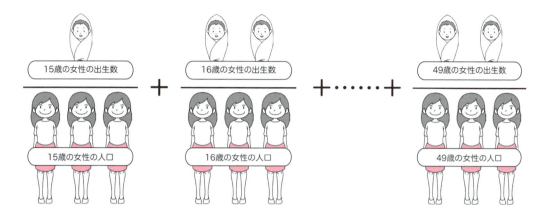

（3）乳児死亡率

生後 1 年未満の死亡を**乳児死亡**といい，そのうち生後 4 週未満の死亡を**新生児死亡**，生後 1 週未満の死亡を**早期新生児死亡**といいます。通常出生 1000 に対する乳児死亡数で表します。乳児死亡の要因は，先天的なものと後天的なものに大きく分けられます。新生児死亡，とくに早期新生児死亡は先天奇形や染色体異常といった先天的な要因によることが多く，新生児期以降は細菌感染などの後天的な原因や不慮の事故など

図 1 − 3　生存期間別，乳児死亡率の国際比較

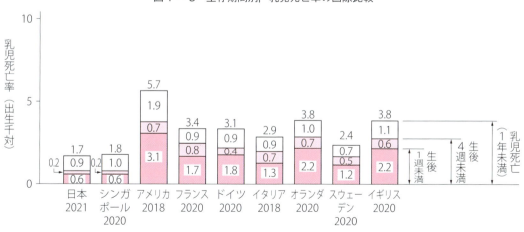

資料：厚生労働省「人口動態統計」。
　　　UN「Demographic Yearbook」。
出所：公益財団法人　母子衛生研究会『母子保健の主なる統計　令和 5 年刊行』2023 年。

第 1 章　子どもの心と体の健康と保健の意義　9

によることが多くなります。乳児の生存は母親の健康状態や養育条件などの影響を強く受けるので，乳児死亡率はその地域の衛生状態や社会状態を反映する指標として重要です。わが国の**乳児死亡率**は，大正末期は150以上でしたが，その後急激に改善され，2022（令和4）年には1.8と世界的にも最高水準を達成しています。

> **用語解説　先天異常**
>
> 　**先天的**とは，「生まれつきそなわっている」という意味があります。反対に**後天的**とは，「生まれた後にそなわる」という意味があります。
> 　**先天異常**とは，生まれつき形態や機能に何らかの異常があることをいい，体の形態に異常があるものを**先天奇形**といいます。先天異常の原因には，親から伝達される遺伝子によるもの，染色体の数や構造の異常によるもの，胎児期の環境によるもの，複数の遺伝子と環境要因が関わるものなどがあります（第4章第4節（p.165）参照）。

（4）周産期死亡率*

　周産期とは**妊娠満22週以降から出生後1週間までの期間**のことです。わが国の人口動態統計では，従来との比較なども考慮して，周産期死亡率は「用語解説」で記した式を使用しています。この時期は母親の健康状態に強く影響を受けるため，**周産期死亡率**は「出生をめぐる死亡」を反映する指標として重要です。

　わが国の2022（令和4）年の周産期死亡率は，3.3で，戦後一貫して改善されてきています。

> **用語解説　周産期死亡率**
>
> 　日本の周産期死亡率は，以下の式で求められます。
>
> $$\frac{年間周産期死亡数（妊娠満22週以降の死産数＋早期新生児死亡数）}{年間の出生数＋年間の妊娠満22週以降の死産数} \times 1000$$

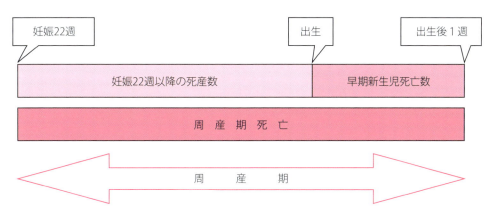

ただし，周産期死亡率を国際比較する際は，各国とそろえるため，妊娠28週以降の死産数に早期新生児死亡を加えたもの（率は出生1000対）を用います。

周産期死亡率を国際比較すると（図1－4参照。この場合の周産期死亡率は2.2），わが国は低率国に属しています。早期新生児死亡率に比べて妊娠28週以降の死産の割合が多いことが特徴です。

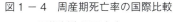

図1－4 周産期死亡率の国際比較

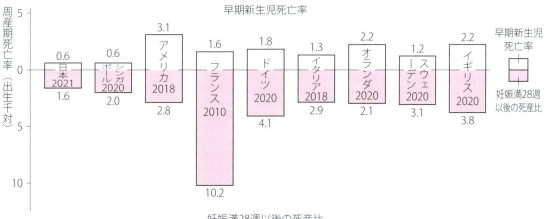

（注）外国との比較のために日本も妊娠28週以後の死産と出生千対を用いた。
資料：厚生労働省「人口動態統計」（日本）。
　　　UN「Demographic Yearbook」．
出所：公益財団法人　母子衛生研究会『母子保健の主なる統計　令和5年刊行』2023年より筆者改編。

（5）死因順位

厚生労働省の人口動態統計によると，2022（令和4）年の日本人総数の主要死因順位は，1位が悪性新生物＜腫瘍＞，2位が心疾患，3位が老衰，4位が脳血管疾患，5位が肺炎となっています。3位の老衰は，高齢者で他に記載すべき死亡の原因がなく，

いわゆる自然死の場合に用いる死因で、近年の高齢化の進行にともない上昇してきています。

また、乳児死亡の原因で最も多いのは1位が先天奇形、変形及び染色体異常、2位が周産期に特異的な呼吸障害及び心血管障害、3位が不慮の事故、4位が**乳幼児突然死症候群**(p.165参照)、5位が妊娠期間及び胎児発育に関連する障害、となっています。

子どもの死亡は、先天的な原因で死亡することが多い一方で、不慮の事故も多く、1～4歳、15～19歳では第2位、0歳、5～14歳では第3位となっています。保育・幼児教育現場においては、子どもの育ちを保障しながらも、子どもの不慮の事故を未然に防止することが求められています。

表1－1　死因順位別にみた年齢別死亡数・死亡率（人口10万対）・割合

2022（令和4）年

年齢	第1位 死因	死亡数/死亡率/割合	第2位 死因	死亡数/死亡率/割合	第3位 死因	死亡数/死亡率/割合	第4位 死因	死亡数/死亡率/割合	第5位 死因	死亡数/死亡率/割合
総数	悪性新生物＜腫瘍＞	385,797 / 316.1 / 24.6	心疾患	232,964 / 190.9 / 14.8	老衰	179,529 / 147.1 / 11.4	脳血管疾患	107,481 / 88.1 / 6.9	肺炎	74,013 / 60.7 / 4.7
0歳	先天奇形，変形及び染色体異常	483 / 62.7 / 35.6	周産期に特異的な呼吸障害等	202 / 26.2 / 14.9	不慮の事故	60 / 7.8 / 4.4	乳幼児突然死症候群	44 / 5.7 / 3.2	妊娠期間等に関連する障害	42 / 5.4 / 3.1
1～4歳	先天奇形，変形及び染色体異常	114 / 3.4 / 23	不慮の事故	59 / 1.7 / 11.9	悪性新生物＜腫瘍＞	46 / 1.4 / 9.3	心疾患	26 / 0.8 / 5.3	肺炎	17 / 0.5 / 3.4
5～9歳	悪性新生物＜腫瘍＞	89 / 1.8 / 28.6	先天奇形，変形及び染色体異常	29 / 0.6 / 9.3	不慮の事故	28 / 0.6 / 9	その他の新生物＜腫瘍＞	14 / 0.3 / 4.5	心疾患	13 / 0.3 / 4.2
10～14歳	自殺	119 / 2.3 / 28.2	悪性新生物＜腫瘍＞	84 / 1.6 / 19.9	不慮の事故	34 / 0.6 / 8.1	先天奇形，変形及び染色体異常	25 / 0.5 / 5.9	心疾患	19 / 0.4 / 4.5
15～19歳	自殺	663 / 12.2 / 52.4	不慮の事故	196 / 3.6 / 15.5	悪性新生物＜腫瘍＞	124 / 2.3 / 9.8	心疾患	43 / 0.8 / 3.4	先天奇形，変形及び染色体異常	26 / 0.5 / 2.1

＊死亡率は人口10万対

出所：厚生労働省「人口動態統計」。

3 現代社会における子どもの健康の現状と課題

　第二次世界大戦後の日本は，農業・林業・漁業などの第一次産業から情報通信・運輸業・サービス業などの第三次産業が中心の時代へと急激に変化し，家族のあり方が大きく変化しました。第一次産業中心の時代には，家族全員で農作業をしたり家族そろって食事をしたりと家族がともに過ごす機会を多く取ることができていました。ところが第三次産業中心の現代では，家族それぞれが職場や学校等で過ごす時間が長くなったり，子ども部屋の保有などにより一人一人が個別に過ごす時間が増え，家族がともに過ごす時間が急激に少なくなっています。また，都市化や核家族化の進行，出生率の低下，離婚率の増加などによって，家族の小規模化も進んでいます。

　一方，女性の社会進出に対する意識変化や経済情勢の変化などに伴い，1980（昭和55）年以降，共働き世帯は年々増加しており，1997（平成9）年以降，共働き世帯は専業主婦世帯（男性雇用者と無業の妻からなる世帯）数を上回りました。また，近年では結婚・出産後も仕事を継続する女性が増えています。そのため乳児期から園で生活する子どもも増加し，また延長保育の利用率の増加など，家族のもとを離れ長時間，園で過ごす子どもが増えています。人生で初めての集団生活となる園生活は，すべての子どもにとって楽しく，心安らかにくつろげる場であることが求められています。

1 子どもの貧困問題

　貧困とは，食べ物や飲み物，住まい，電気や水，保健医療など生きていくために必要な物やサービスを手に入れられない状態をさします。国民生活基礎調査に基づき，3年ごとに実施される大規模調査によると，子どもの貧困率（17歳以下の子どもの割合）は，2021（令和3）年は11.5％となり改善傾向にあります。しかし，ひとり親世帯では50％以上が貧困という厳しい生活を送っています。

　また，近年では，生きていくのが困難ですぐに死に直面するような**絶対的貧困**とともに，日本において普通とされる暮らしが難しい状況である**相対的貧困**も大きな課題となっています。

　貧困問題は栄養面では成長期にある子どもたちの発育に大きな影響を与え，不安定な家庭環境は心にも影響します。

　このような背景を受け，2014（平成26）年に**子どもの貧困対策の推進に関する法律**（略称：**子どもの貧困対策法**）が施行されました。この法律により，子どもが生まれ育

第1章　子どもの心と体の健康と保健の意義　13

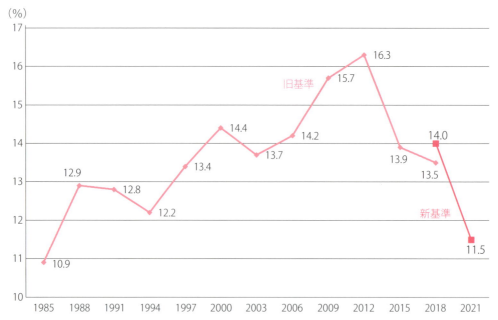

図1−5　子どもの貧困率の推移

（注）17歳以下を子どもと定義している。新基準は，2015年に改定されたOECDの所得定義の新たな基準で，従来の可処分所得から「自動車税」，「企業年金の掛金」，「仕送り額」を差し引いたものである。
出所：厚生労働省「国民生活基礎調査」2023年。

った環境によって将来が左右されることのないよう，貧困の状況にある子どもが健やかに育成される環境を整備し，教育の機会均等を図ることとなりました。2019（令和元）年の法改正では，**子どもの権利条約**が理念に据えられ，子どもの意見を尊重しながら対策を推進していくことが明記されています。

都道府県においては子どもの貧困対策計画が，また，地方公共団体では地域の状況に即した子どもの貧困に対する施策が策定され，実施されています。最近では新型コロナウイルス感染症の影響や物価高騰が子どもたちにも深刻な影響を及ぼしていることより，市民ボランティア活動などによる**子ども食堂**や学習支援などが広がりをみせ，子どもの貧困対策が地域で総合的に推進されています。

2 電子メディアの子どもへの影響

現代の子どもは，生まれた時からテレビ・ビデオ・タブレット・携帯電話，スマートフォンなどの電子メディア機器に囲まれ，その影響を受けながら育っています。このような電子メディア機器を利用し，インターネットに接続することで簡単に情報を入手できたり，さまざまな体験ができる機会が増えました。スマートフォンやタブレットを使って寝かしつける時に音楽を流したり，電車内でむずかる赤ちゃんをあやす

ために映像を見せたりというように，子育ての場面に合わせて利用することもあります。しかしその一方で，子育ての一部をスマートフォンやタブレットなどに任せてしまったり，授乳時に子どもを見ずにタブレットをいじっていたり，ベビーカーを押しながら子どもと会話をせずにスマートフォンを見ている保護者も目立つようになってきました。

　乳児期からの電子メディアとの長時間の接触は，運動不足や睡眠不足，コミュニケーション能力の低下などを生じさせ，心身の発達に影響を及ぼす可能性もあります。また，スマートフォンなどの操作時には脳の本能的な部分は動きますが，意欲や感情のコントロールに影響を及ぼし，感情のコントロールなど人間らしさをつかさどる前頭前野は十分働いていないことが明らかになってきました。よって乳児期からこのような電子メディアを長時間にわたって用いる子育ては，物事の判断，感じ方などの心の発達に大きな影響を与えることを考慮する必要があります。**電子メディアを使用する際は，１日の使用時間を決めたり，子どもと対話しながら使用したりする**などの配慮をしましょう。

　さまざまな電子メディアの利点や欠点を理解し，適切に利用する能力である**メディアリテラシー**の重要性を認識しておきましょう。

3　性的マイノリティ

　近年，男性，女性という生物学的な分け方だけではなく，心の性や性的指向など多様な性のあり方が認知される時代となりました。性的マイノリティという言葉に対して，それぞれのアイデンティティーを持って呼ぶことのできる**LGBT**（L：レズビアン，G：ゲイ，B：バイセクシュアル，T：トランスジェンダー）という言葉も使用されるようになっています。

　また，「身体の性」（生物学的性）と「心の性」（性自認）とが一致しない**性同一性障害**（Gender Identity Disorder：GID）も認知されるようになりました。性同一性障害は通常，二次性徴が始まる頃に性別に対して違和感が強くなるのが一般的ですが，それよりも前の乳幼児期からその傾向が見られることもあります。子どもの頃には，性別違和感を自分で理解できなかったり，上手に表現することができなかったりすることが多いため，子どもの気持ちを理解していくようにしましょう。

　2015（平成27）年４月，文部科学省は「性同一性障害に係る児童生徒に対するきめ細かな対応の実施等に関する通知」を行い，性別違和を感じている子どもに対して髪型，更衣室，トイレ，水泳などを考慮し，「教員研修」「チームでの支援」「医療機

表 1－2　性別違和感を自覚し始めた時期

	全症例（n＝1,167）	MTF*（n＝431）	FTM**（n＝736）
小学入学以前	660（56.6％）	145（33.6％）	515（70.0％）
小学低学年	158（13.5％）	67（15.5％）	91（12.4％）
小学高学年	115（9.9％）	56（13.0％）	59（8.0％）
中学生	113（9.7％）	74（17.2％）	39（5.3％）
高校生以降	92（7.9％）	77（17.9％）	15（2.0％）
不明	29（2.5％）	12（2.8％）	17（2.3％）

*MTF（＝Male to Female）身体的には男性であるが性自認は女性。
**FTM（＝Female to Male）身体的には女性であるが性自認は男性。
出所：中塚幹也「学校保健における性同一性障害．学校と医療との連携」『日本医事新報』No.4521, 60-64, 2010 年。

関等との連携」などの重要性を指摘しました。そして，この通知に対する児童生徒の状況や，学校等からの質問に対する回答を Q&A 形式にしてとりまとめた「性同一性障害や性的指向・性自認に係る，児童生徒に対するきめ細かな対応等の実施について（教職員向け）」を作成し，性同一性障害に係る児童生徒に対するきめ細かな対応について教職員の理解を求めています。

　また保護者の中に性的マイノリティの方がいる可能性もありますので，機会を作って「性同一性障害という状態があること」「いろいろな支援が受けられること」など**性の多様性について考えてみる**ことも必要でしょう。

4 生殖補助医療

　生殖補助医療とは，**体外受精**をはじめとする高度な技術が必要な**不妊治療**法の総称です。日本では 1983（昭和 58）年に初めて体外受精児が誕生し，その後，医療技術の進歩などにより体外受精は世界各国で不妊症治療の中核をなす治療法として確立するに至りました。

　2020（令和 2）年には，不妊検査や不妊治療を受けたことがある夫婦は 22.7％おり，生殖補助医療により 60,000 人を超える子どもたちが生まれました。これは，この年に生まれた子どもの約 14 人に 1 人は生殖補助医療によって生まれたことを指し，さらにその数は近年，急速に増加しています。

　生殖補助医療が進歩したことにより，家族関係のあり方にさまざまな選択肢が拡がりました。例えば米国では，レズビアンカップルが提供精子を用いて妊娠することは珍しくなく，ゲイカップルが卵子提供者と代理母に依頼して，子どもを持つ例も少なくありません。生殖補助医療の進歩発展に伴って，家族のあり方にも大きな影響を与えています。

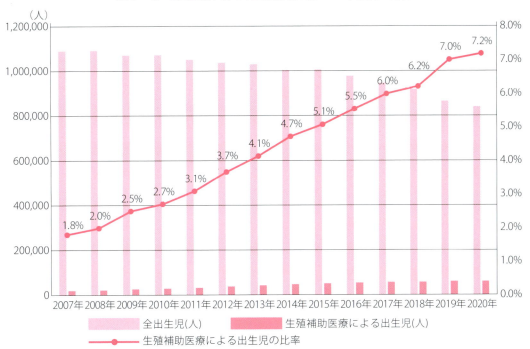

図1－6　全出生児に占める生殖補助医療による出生児の割合

出所：生殖補助医療による出生児数：公益社団法人日本産科婦人科学会「ARTデータブック（2020年）」，全出生児数：厚生労働省「令和2年（2020）人口動態統計（確定数）」。

4 地域における保健活動と子ども虐待防止

1 昨今の子どもを取り巻く保健の課題

　第1章　2 健康の概念と健康指標　で学んだように，昨今のわが国の乳児死亡率は世界的にも非常に低く，目覚ましく発展してきた新生児医療の水準の高さを物語っています。こうした医療の進歩によって，これまで救えなかった命が救えるようになった一方で，慢性疾患や障がいのある子どもたちの数は増加してきています。つまり，今までだったら命を落としていたであろう新生児も，医療機器を装着するなどしながら，命を救うことができるようになってきたともいえます。日常生活を送る上で，このような医療機器を必要とし，医療的なケアを必要とする子どものことを**医療的ケア児**といいます。医療的ケアにはいくつかあり，呼吸のために気管切開して，のどに器具を取り付けている，人工呼吸器を装着している，痰の吸引が欠かせない，在宅酸素療法を受けている，胃や腸などにチューブを通して経管栄養を受けている，など，その子どもによってさまざまです。

　厚生労働省によれば，現在，医療的ケア児（在宅）は約2万人おり，こうした子ど

第1章　子どもの心と体の健康と保健の意義　17

もたちへの支援には，医療，福祉，保健，子育て支援，教育・保育等多くの分野の職種で連携することが必要不可欠といわれています。現在，医療的ケア児が自宅で過ごす場合には，こうした医療的ケアは，家族（主に母親）が担っていることが多いのが現状です。医療的ケア児は，医療的ケアが日常的に必要であることを理由に，生活上でさまざまな制限を強いられることが多いことが課題となっています。

2018（平成30）年12月14日に**成育過程にある者及びその保護者並びに妊産婦に対し必要な成育医療等を切れ目なく提供するための施策の総合的な推進に関する法律**（略称：**成育基本法**）が公布されました。成育基本法では，医療的ケア児等を含む，成育過程にあるすべての子どもとその保護者および妊産婦に対して，必要な成育医療等を切れ目なく提供するための施策を総合的に推進していくことが謳われています。このような背景を踏まえ，2021（令和3）年に，**医療的ケア児及びその家族に対する支援に関する法律**（以下，**医療的ケア児支援法**）が施行されました。医療的ケア児支援法が施行されたことにより，国や地方公共団体などは，医療的ケア児への支援が「努力義務」から「責務」となり，教育・保育を行う体制を整えていくことが求められています。医療的ケア児を受け入れる保育所等も，最近では増えてきました。基本的には看護師が常駐している園での受け入れとなりますが，さまざまなケアが必要な子どもたちに対して，安心・安全な保育が展開できるよう，保育者も他職種と連携していくことが求められてきています。保育者は，医療的ケア児も安心・安全に，日々充実感を持って楽しく過ごすことのできるような保育が展開できるよう，心掛けていきましょう。

用語解説 医療的ケア児

医学の進歩を背景として，NICU（新生児特定集中治療室）等に長期入院した後，引き続き人工呼吸器や胃ろう等を使用し，痰の吸引や経管栄養などの医療的ケアが日常的に必要な児童のこと。また18歳以上の高校生等も含まれる。

2 母子保健部門と児童福祉部門の連携・協働を目指して─こども家庭センターの設置

子どもを取り巻く保健を考えるには，子どもだけに着目するのではなく，出生前の妊娠期から子育て期にかけて切れ目なく支援していく必要があります。

わが国では，2015（平成27）年より，妊娠期から子育て期にわたる切れ目のない支援を提供することを目的とした**子育て世代包括支援センター**（法律上は**母子健康包括支援センター**）を全国展開しています。2017（平成29）年には**母子保健法**が改正され，

子育て世代包括支援センターが法定化されました。2022（令和4）年4月1日現在，1,647市区町村（2,486か所），設置されています。

2022（令和4）年の改正児童福祉法により，この子育て世代包括支援センター（母子保健）と，こども家庭総合支援拠点（児童福祉）の設立の意義や機能は維持した上で組織を見直し，すべての妊産婦と子育て世帯，そして子どもに対して，一体的に相談支援を行う機能をもつ**こども家庭センター**の設置に努めることとなりました。

これまで，子育て世代包括支援センター（母子保健）と市区町村こども家庭総合支援拠点（児童福祉），それぞれが設置されてきたことで，両機関ともに特定妊婦や要支援児童等を支援対象にしているにもかかわらず，組織が別であるために，連携・協働しづらいという課題がありました。そこで，この2つの両機能を組織として一体的に運営することで，母子保健・児童福祉の両部門の連携・協働を深め，虐待等への予防的な対応など，個々の家庭に応じた切れ目ない支援を行います。市区町村としての相談支援体制の強化を図ることが期待されています。

保育者は，こうした地域における母子保健や児童福祉の体制を理解し，支援の必要な子どもの情報を市区町村と共有しながら，通園している子どもとその保護者および地域の子どもとその保護者に，園でできる支援をしていくことが求められています。

図1-7　こども家庭センター――相談機能の一体化――

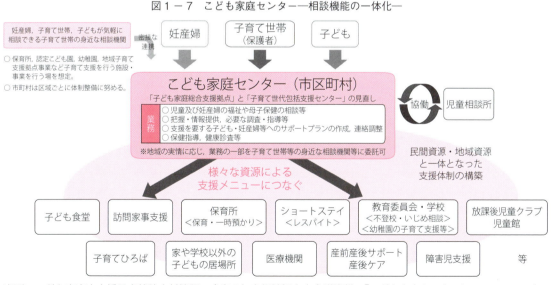

出所：こども家庭庁支援局虐待防止対策課　令和5年度保健師中央会議資料4「こども家庭センターについて」2023年。
（https://www.mhlw.go.jp/content/11907000/001127396.pdf）

3 母子保健サービス

　母子保健とは，妊娠，出産，育児という一連の母性・父性と，乳幼児を中心とする子どもの健康の保持・増進を図ることを目指すものです。わが国の母子保健サービスは，1965（昭和40）年に制定された**母子保健法**を基盤として行われています。

　妊娠すると，医療機関が発行する妊娠を証明する書類を市町村長に届け出ることで**母子健康手帳**が交付されます。母子健康手帳には，妊娠・出産・育児に関することを

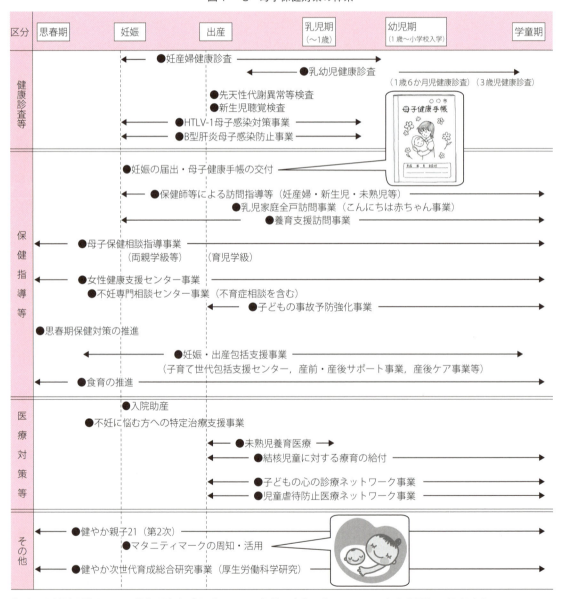

図1-8　母子保健対策の体系

出所：公益財団法人　母子衛生研究会「わが国の母子保健―令和3年―」，2021年を参照し，筆者改変。

本人や保護者・医師・保健師等が記録できます。2023（令和5）年4月に母子保健法施行規則の一部が改正され，母子健康手帳の改訂が行われました。地域の子育てに関する相談機関への相談を促す記述が追加されたり，そうした相談機関を利用した際に記録できる欄が追加されました。また，父親や周囲の人が記録する欄も新たに設けられています。その他，切れ目なく健康状態を記録できるよう，小学校1年生〜18歳までの健康状態の記録欄も追加されました。一方，これまで母子健康手帳にあった育児などの情報は，主にウェブサイトで電子的に提供されることとなりました。

　最近では，母子健康手帳アプリを導入する自治体も増えてきています。自治体が導入することで，健康診査のお知らせなどが配信されたりするほか，子どもの成長記録や予防接種歴等を入力することができるため，万が一の災害等で母子健康手帳を紛失してしまっても，記載内容のバックアップになるなど，注目されています。市町村で交付される母子健康手帳と併用しながら活用していくことになるでしょう。

　乳幼児に対する健康診査は，母子保健法に基づいて市町村を中心に実施されています。母子保健法で規定された**1歳6か月児健康診査**と**3歳児健康診査**は，すべての子どもに対して実施されており，運動機能，視聴覚等の障害，精神発達の遅滞等の早期発見のほか，むし歯の予防，幼児の栄養，その他子育て支援等も行われています。

4 健やか親子21（第2次）

　健やか親子21とは，「すべてのこどもが健やかに育つ社会」の実現を目指し，関係するすべての人々，関連機関・団体が一体となって取り組む国民運動です。2001（平成13）年から開始され現在は，2015（平成27）年からの**健やか親子21（第2次）**が実施されています。

　2018（平成30）年に成育基本法が公布されましたが，成育基本法の基本理念に基づいた**成育医療等基本方針**が，2023（令和5）年3月22日に閣議決定されました。健やか親子21は，この成育医療等基本方針に基づく国民運動として位置づけられました。今後は，医療，保健，教育，福祉などのより幅広い取組を推進していくことが期待されています。

　健やか親子21（第2次）の3つの基盤課題は以下の通りです。

基盤課題A	切れ目ない妊産婦・乳幼児への保健対策
基盤課題B	学童期・思春期から成人期に向けた保健対策
基盤課題C	子どもの健やかな成長を見守り，育む地域づくり

そしてとくに重点的に取り組む必要のある，以下の2つを重点課題としています。

> 重点課題1　育てにくさを感じる親に寄り添う支援
> 重点課題2　妊娠期からの児童虐待防止対策

とくにこれらの重点課題に関しては，保育者も十分その役割を担うことが期待されています。例えば保育者として，子どものかわいらしさを保護者に積極的に伝えることで，保護者の子どもへの愛情を再認識してもらうことができる可能性があります。保護者の子育ての悩みを聞くことも大切な子育て支援となります。また保育者として日々，子どもや保護者と関わる中で，虐待を早期に発見できる環境にいることも大変重要な要素です。**保育者が母子保健の一端を担っている**という意識を持つことも大切です。

5 子ども虐待防止について

わが国の子ども虐待防止については，2000（平成12）年に**児童虐待の防止等に関する法律**（略称：児童虐待防止法）が制定されました。その後2004（平成16）年の改正で子ども虐待の定義が明確化され，2008（平成20）年の改正では，児童の安全確認のための立入調査等の強化など，より具体的な規定の整備が行われました。また2016（平成28）年の改正では，「しつけ」を名目とした児童虐待が後を絶たないことから，親権者は児童のしつけに際して，監護・教育に必要な範囲を超えて児童を懲戒してはならないことが明記されました。国や地方公共団体は，子どもが家庭において心身ともに健やかに養育されるよう，児童の保護者を支援しなければならないことも規定されました。

その後，2019（令和元）年には，親の子どもへの体罰禁止や，児童相談所の体制強化等を盛り込んだ児童虐待防止法と児童福祉法が改正され，2020（令和2）年4月（一部，2022（令和4）年4月，2023（令和5）年4月）から施行されています。また新型コロナウイルス感染症拡大の中で，2020（令和2）年度には児童相談所の児童虐待相談対応件数が20万件を超えるなど，子どもや保護者，家庭を取り巻く環境は厳しい状況となっています。

そこで，子どもに対する家庭や養育環境の支援を強化し，子どもの権利の擁護が図られた児童福祉施策を推進するために，市町村における児童福祉や母子保健に関する包括的な支援を行う**こども家庭センター**の設置が努力義務化されました（**2** 母子保健部門と児童福祉部門の連携・協働を目指して―こども家庭センターの設置　参照）。このように市区町村における子育て家庭への支援の充実等を内容とする児童福祉法等の一部

を改正する法律が2022（令和4）年6月に成立し，2024（令和6）年4月から施行されることになりました。

　園でも，子どもの虐待が疑われた場合は，速やかに市町村または児童相談所に通告しなければならないことが，2017（平成29）年告示の**保育所保育指針　第3章　健康及び安全**の**1．子どもの健康支援**の中に記載されています。また，**児童虐待防止法　第6条**において，通告の義務だけでなく，通告は守秘義務違反には該当しないことも明記しています。

　園では，子どもの状態や家庭での様子について，送迎の機会などを利用して把握していくことに努めます。そのためには，話しにくい保護者に対しても，毎日あいさつをしたり，子どもの様子を伝えたりするなどして，少しずつでも信頼関係を築いていくことが大切です。保護者から相談があった場合には，保護者の不安や悩みを，気持ちに寄り添いながら傾聴し，保護者が必要とする支援を行うことで，虐待の発生予防につなげていきましょう。なお，子どもや保護者の日頃の様子から虐待が疑われた場合には，気づいた事実について，写真やスケッチに残すなど，記録しておくことも大切です。

　表1－3に，子どもの虐待を疑ったときに，把握しておくとよい視点について記します。

　また虐待は，児童虐待防止法において，以下の4種類に分類されることも知っておきましょう。

表1－3　子どもの虐待を把握するための視点

身体の状態	情緒面や行動の状態	養育状態	保護者や家族の状態
低体重 低身長 栄養不良 不自然な傷やあざ 骨折 火傷 虫歯の多さ 虫歯の急な増加	おびえた表情 表情の乏しさ 笑顔や笑いの少なさ 極端な落ち着きのなさ 激しい癇癪 泣きやすさ 言葉の少なさ 多動 不活発 攻撃的行動 衣類の着脱を嫌う様子 食欲不振 極端な偏食 拒食・過食	不潔な服装 不潔な体 不十分な歯磨き 予防接種未接種 医療の未受診	子どものことを話したがらない 子どもの心身について説明しようとしない 子どもに対する拒否的態度 過度に厳しいしつけ 叱ることが多い 理由のない欠席や早退 不規則な登園時刻

出所：厚生労働省『保育所保育指針解説』2018年より筆者作成。

- ●**身体的虐待**　児童の身体に外傷が生じ，または生じる恐れのある暴行を加えること。

　具体的には，打撲傷，あざ（内出血），骨折，頭蓋内出血などの頭部外傷，内臓損傷，刺傷，たばこなどによる火傷などの外傷を生じるような行為。首を絞める，殴る，蹴る，叩く，投げ落とす，激しく揺さぶる，熱湯をかける，布団蒸しにする，溺れさせる，逆さ吊りにする，異物を飲ませる，食事を与えない，戸外にしめだす，縄などにより一室に拘束するなどの行為。また，意図的に子どもを病気にさせる，なども含まれます。

- ●**性的虐待**　児童にわいせつな行為をすること，または児童にわいせつな行為をさせること。

　具体的には，子どもへの性交，性的行為（教唆を含む）。子どもの性器を触るまたは子どもに性器を触らせるなどの性的行為（教唆を含む）。子どもに性器や性交を見せる。子どもをポルノグラフィーの被写体などにする，などです。

- ●**ネグレクト**　児童の心身の正常な発達を妨げるような著しい減食，または長時間の放置，保護者以外の同居人による虐待行為の放置，その他の保護者としての監護を著しく怠ること。

　具体的には，子どもの健康・安全への配慮を怠り，重大な病気になっても病院に連れて行かない，乳幼児を家に残したまま外出する，など。また，子どもの意思に反して学校等に登校させない，子どもが学校等に登校するように促すなどの子どもに教育を保証する努力をしない，子どもにとって必要な情緒的欲求に答えていない（愛情遮断など）など。食事，衣服，住居などが極端に不適切で，健康状態を損なうほどの無関心・怠慢などの状態も含まれます。その他，子どもを遺棄したり，置き去りにすることや，同居人が上記のような行為を行っていても，それを放置することも含まれます。

- ●**心理的虐待**　児童に対する著しい暴言，または著しく拒絶的な対応，児童が同居する家庭における配偶者等に対する暴力，その他の児童に著しい心理的外傷を与える言動を行うこと。

　具体的には，ことばによる脅かし，脅迫などや，子どもを無視したり，拒否的な態度を示すことなど，また，子どもの心を傷つけることを繰り返し言ったり，子どもの自尊心を傷つけるような言動をしたり，他のきょうだいとは著しく差別的な扱いをすることなどです。配偶者やその他の家族などに対する暴力や暴言，また子どものきょうだいに対して，上記のような行為を行うことなども含まれます。

図1-9 虐待の分類

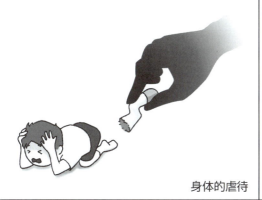
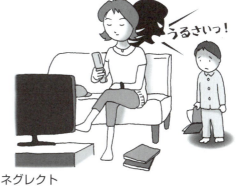
身体的虐待　　　　ネグレクト

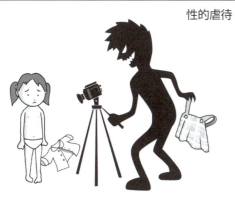
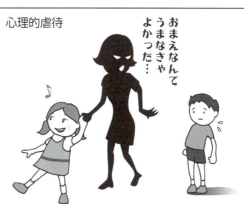
性的虐待　　　　心理的虐待

　子どもの虐待に関しては，子育て支援レベルの内容は市町村，社会的養護に関する内容は都道府県が管轄していますので，疑われる虐待の程度によって，園はどちらとも連携していく可能性があります。特に市町村との連携は，各自治体によって体制が異なるため，どの部署と連携すればよいかを把握し，お互いの機関のあり方を共通理解しながら，連携がとりやすい環境を整えていくことが大切です。

　保育者にとって，虐待を疑いながら保護者と関係性を築いていくことは難しいことかもしれません。子どもへの虐待は，決してあってはならないことですが，**虐待をしてしまう保護者は，その保護者自身も生きづらさや困難さを抱えていることが多い**のが現状です。保育者としてできる対応をしながら，専門機関と情報を共有し，他機関と連携していくことが重要となります。

　市町村で設置することが義務付けられている**要保護児童対策地域協議会**は，代表者会議，実務者会議，個別ケース検討会議の3層から成りますが，特に個別ケース検討会議では，直接子どもと関わっている保育者が出席することもあります。保育者は，子どもや保護者の様子について情報提供するとともに，今後の対応についての助言を

もらうようにします。子どもと保護者の様子については，アセスメントシートなどを活用し，どのような状態であるかを共有することが求められます。子どもや保護者と日常的に接している保育者だからこそ得られる情報については，できるだけ正確に事実を記録しておくことで，その後の支援の方向性を考える上での重要な資料となります。また，保護者に対しては，責めるのではなく，支えるという姿勢を貫くことが大切です。**その親子にとっての強み**を探しながら，その強みを活かしていく方向で支援策を考え，保護者が本当に困っていることに対して一つ一つ解決していけるように，**他機関と連携をとりながら，保育者としてできる支援**をしていきます。

用語解説　要保護児童対策地域協議会

　虐待を受けている子どもをはじめとする要保護児童の早期発見や適切な保護を図るために，関係機関がその子ども等に関する情報や考え方を共有し，円滑な連携・協力ができるよう，地方公共団体が設置した組織のこと。2008（平成20）年の児童福祉法改正において，要支援児童とその保護者，特定妊婦が，支援対象として加えられている。

参考文献

岡田知雄他「子どもとICT（スマートフォン・タブレット端末など）の問題についての提言 日本小児連絡協議会「子どもとICT～子どもたちの健やかな成長を願って～」委員会」『小児保健研究』第74巻1号，2015年。

久保樹里「保育所における虐待がうたがわれる子ども・保護者への対応」『発達』157，pp.23-28, 2019年。

倉石哲也『保育現場の子ども虐待対応マニュアル　予防から発見・通告・支援のシステムづくり』中央法規，2018年。

公益社団法人 日本産科婦人科学会「2020年 体外受精・胚移植等の臨床実施成績」『2020年 ARTデータブック』（https://www.jsog.or.jp/activity/art/2020_ARTdata.pdf　2024年2月24日閲覧）

厚生統計教会『国民衛生の動向2023/2024』，2023年。

厚生労働省『保育所保育指針』，2017年。

厚生労働省『子ども虐待対応の手引き（平成25年8月改訂版）』厚生労働省雇用均等・児童家庭局総務課，2017年。

厚生労働省『人口動態統計』，2023年。

厚生労働省『国民生活基礎調査』，2023年。

厚生労働省『保育所保育指針解説　平成30年3月』フレーベル館，2018年。

厚生労働省『平成30年版　労働経済の分析―働き方の多様化に応じた人材育成の在り方について―』，2018年。

厚生労働省HP「要保護児童対策地域協議会設置・運営指針」（https://www.mhlw.go.jp/bunya/kodomo/dv11/05.html　2024年2月24日閲覧）。

厚生労働省こども家庭局母子保健課「成育基本法を踏まえた「健やか親子21（第2次）」及び関連施策について　資料1」（https://www.mhlw.go.jp/content/11920000/000757438.pdf　2024年2月24日閲覧）。

厚生労働省令和4年度不妊治療を受けやすい休暇制度等環境整備事業『不妊治療と仕事との両立サポートハンドブック～不妊治療を受ける方と職場で支える上司，同僚の皆さんのために～』，2023年。

こども家庭庁「令和4年6月に成立した改正児童福祉法について」（https://www.cfa.go.jp/policies/jidougyakutai/Revised-Child-Welfare-Act/　2024年2月24日閲覧）。

こども家庭庁支援局虐待防止対策課「こども家庭センターについて　令和5年度保健師中央会議　資料4」（https://www.mhlw.go.jp/content/11907000/001127396.pdf　2024年2月24日閲覧）。

こども家庭庁成育局母子保健課「母子保健施策の動向について　令和5年度保健師中央会議　資料3」（https://www.mhlw.go.jp/content/11907000/001127395.pdf　2024年2月24日閲覧）。

中塚幹也「学校保健における性同一性障害―学校と医療との連携」『日本医事新報』No4521，pp.60-64，2010年。

日本弁護士連合会子どもの権利委員会編『子どもの虐待防止・法的実務マニュアル　第7版』明石書店，2021年。

林　浩康「総論　子ども虐待のこれまでとこれから」『発達』157，pp.2-9，2019年。

保育士養成課程等検討会「保育士養成課程を構成する各教科目の目標及び教授内容について」，2018年。

母子衛生研究会『母子保健の主なる統計令和5年度刊行』，2023年。

母子衛生研究会『わが国の母子保健　令和3年』母子保健事業団，2021年。

文部科学省『性同一性障害に係る児童生徒に対するきめ細かな対応の実施等について』，2015年。

山崎善比古他編『新・生き方としての健康科学〔第二版〕』有信堂高文社，2021年。

子どもの発育・発達と保健

1 わたしたちの体

1 体のつくり

　保育者として子どもの健康の保持・増進を考える際に，**体のつくりとそのはたらき**が正しく理解できていないと，喘息や胃腸炎なども，どこがどうなったから発症したのかがわかりません。また，緊急時の応急手当や心肺蘇生も体のつくりがわからなければ正確に行うことができません。

　よって，保育者は子どもの健康を守り，病気の予防をしたり，万が一の際に応急手当を行うことを考えて，体の主な器官の位置や名称，はたらきを理解しておく必要があります。

　私たちの体は約60兆個の細胞からできています。そして体の約95％は酸素，炭素，水素，窒素の4元素でできており，残りの約5％はカルシウム，鉄，リンなどのミネラルで構成されています。また，私たちの体は**約200個の骨**で支えられており，骨により体内の臓器が保護されています。体内にある主要な臓器の名称と位置，そしてそのはたらきを理解することで，子どもたちの体の異常や異変に迅速に気づくことができるようにしましょう。

＜体の器官の位置・名称・はたらき＞

① 気管：空気の通り道
② 肺　：呼吸をするところ
③ 心臓：血液を送るポンプ
④ 食道：食べ物の通り道
⑤ 胃　：食べ物を消化する
⑥ 小腸：食べ物を消化し，栄養分を血液中に吸収する
⑦ 大腸：水分を吸収し，大便をつくる
⑧ 肝臓：栄養を蓄えて有害物を除く
⑨ 胆嚢：肝臓で分泌される胆汁を蓄えておく
⑩ 膵臓：インスリンなどのホルモンや消化酵素を含む膵液を分泌する

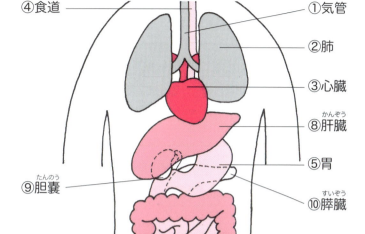

図2-1　前からみた体

⑪ 腎臓：血液を糸球体でろ過して尿をつくる
⑫ 膀胱：尿管を通って運ばれてきた尿をためる

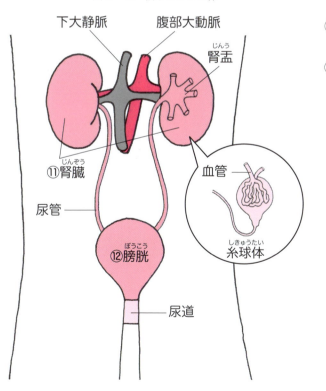

図2-2　後ろからみた体

第2章　子どもの発育・発達と保健　29

2 発育・発達とは

　一般的に発育とは体全体や各部位の大きさ，重さ，長さなど測定可能な量や形の変化をさし，発達とは各臓器や器官の生理的機能や精神機能の成熟をさします。そして，それらを含め，子どもの心や体が成熟することを包括して成長ととらえることが多いでしょう。発育と発達は互いに密接に関連しており，それぞれを別々にわけて考えることはできないので，子どもの成長を考える際には発育と発達の両面から総合的にみていく必要があります。発育・発達・成長という言葉は，分野によって定義が異なることがありますが，ここでは，保育現場でよく使われる使い方について学びましょう。

　子どもは成人に比べ単に体が小さいというだけではありません。子どもは完成されていない未熟な状態から成人の成熟した状態へと成長していきます。この時期の発育・発達の過程は一定ではなく，各月齢や年齢において異なり，また個人差もあるため，一人一人に充分な配慮をすることが大切です。

　発育・発達を調べることは子どもの健やかな成長を知る手がかりとなり，また病気の早期発見や虐待の発見等にもつながります。子どもの発育・発達を正しく評価し，異常が発見された場合には適切な対応を行いましょう。

3 子どもの区分

　子どもはいくつかの方法で区分することができます。

（1）年齢による区分

- 乳児期　（出生後～1歳未満）
  - 早期新生児期　（出生後1週未満）
  - 新生児期　（出生後4週未満）
- 幼児期　（1歳～6歳未満）
- 学齢期　（6歳～15歳未満）

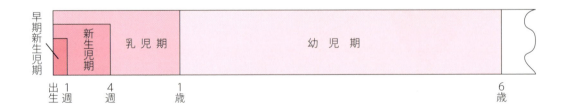

（2）在胎週数による区分

- 早期産児　　在胎 22 週から 37 週未満（36 週 6 日まで）
- 正期産児　　在胎 37 週から 42 週未満（41 週 6 日まで）
- 過期産児　　在胎 42 週以降

（3）出生体重による区分

- 巨大児　　　　　出生体重 4,000g 以上
- **低出生体重児**　**出生体重 2,500g 未満**
- 極低出生体重児　出生体重 1,500g 未満
- 超低出生体重児　出生体重 1,000g 未満

低出生体重児は出生児の約 10％にみられ，1975（昭和 50）年以降増加傾向にありますが，在胎週数が 37 週以上と十分であっても出生体重が低い新生児（**LFD 児：light-for-dates infant**）もいるため，在胎週数と出生体重の両方から新生児をみる必要があります。出生体重が低いと母体外での生活力が弱く，また先天性の異常がみつかる場合もあるため出産後の管理が重要となりますが，近年では**新生児医療**が進歩したことにより 1,000g 未満で生まれても正常に育てられるようになっています。

2 身体発育

1 発育の特徴

乳児は生後，日に日に体重が増えて身体的に発育していくとともに，体内の各臓器も発育していきます。この発育のスピードは 2 歳頃まで急激なのですが，その後いったん緩やかになり，**二次性徴**が始まる時期（男性 11〜13 歳頃，女性 10〜13 歳頃）から思春期にかけて再び急激になります。

発育のスピードは，体内の組織，器官により異なります。スキャモンは体の発育を**一般型**，**神経型**，**リンパ型**，**生殖型**の 4 つに分類し，成人を 100％とした場合の発育の度合いをグラフにした**スキャモンの発育曲線**を作成しました。この図を用いることで，子どもの発育の特徴的なパターンが視覚的にわかるようになりました。

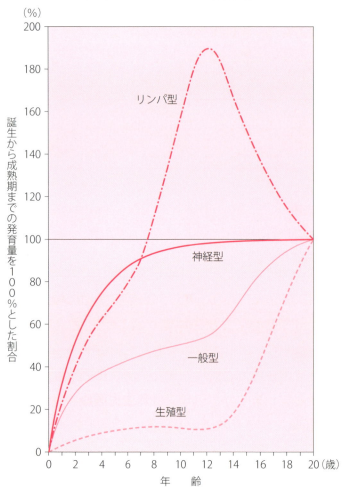

図2−3　スキャモンの発育曲線

出所：Scammon, R.E., *The Measurement of Man*, University of Minnesota Press, 1930.

●一般型
　身長，体重，筋量，骨量，呼吸器官，循環器官など。思春期に約80％完成し，それ以降は緩やかな曲線となる。

●神経型
　脳，運動能力，感覚器官など。出生直後から急激に成長し，4〜5歳で成人の約80％，6歳で約90％となる。

●リンパ型
　胸腺，リンパ節，扁桃など。出生直後から12〜13歳まで急激に成長し，いったん成人のレベルを超えるが，思春期の終わり頃に成人と同じレベルに戻る。

●生殖型
　男児の陰茎・睾丸，女児の卵巣・子宮など。学童期まではわずかな成長だが，二次性徴に伴い思春期頃から急激に成長する。

2　身体発育

　体の大きさの変化は，**体重**，**身長**，**胸囲**，**頭囲**などを計測することで確認できます。乳幼児期は年齢と共に体の外形やバランスに変化がみられ，出生時には頭部の割合が大きくほぼ4頭身ですが，身長が伸びるにしたがって頭部以外も徐々に発育していき，成人では7〜8頭身になります。

　日本の乳幼児の発育は，第二次大戦中に一時期停滞しましたが，戦後急速に回復し，1970（昭和45）年頃まで毎年，前年より増加し体格が向上したと評価されてきました。しかし，最近は横ばいや低下傾向がみられ，また**肥満やゃせの増加**など，発育に関する問題がみられるようになっています。

図2-4 年齢別にみた体格の変化

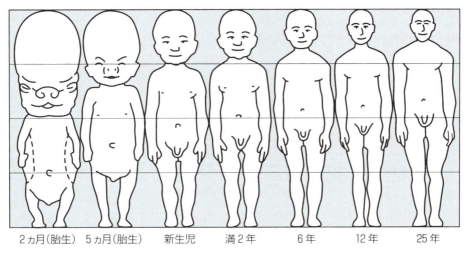

2ヵ月(胎生)　5ヵ月(胎生)　新生児　満2年　6年　12年　25年

出所：Robbins, W.J., Brody, S. and Hogan, A.G., et al., *Growth*, New Haven : Yale University Press, 1928.

（1）体　重

　出生時の平均体重は約3,000gです。2010（平成22）年乳幼児身体発育調査の結果によると，男子2,980g，女子2,910gで，やや減少傾向がみられます。新生児には生後3～5日間で一時的に体重が150～300g程度減少する**生理的体重減少**がみられます。これは出生後，尿や**胎便**の排泄量が哺乳量を上回るためにおこる生理的なもので，哺乳量が増加していくと生後7～14日頃に出生時の体重に戻り，その後は急激に増加していきます。生後3か月頃までは30g/日，3～6か月は15～20g/日，6～9か月は10g/日といった目安で増加し，1歳頃には1か月200g程度というスピードで増加します。生後3か月には出生体重の約2倍となり，1歳で約3倍，4歳で約5倍になります。

　体重は栄養状態や病気の影響を受けて増減するため，乳児の健康状態を知るよい指標になります。

　なお，これまで厚生労働省では10年ごとに乳幼児身体発育調査を実施していましたが，2020（令和2）年の調査が新型コロナウイルス感染症の影響で延期されていました。その後，こども家庭庁では，2023（令和5）年9月に，乳幼児身体発育調査を実施しました。結果の公表が待たれます。

（2）身　長

　出生時の平均身長は約50cmです。2010（平成22）年乳幼児身体発育調査の結果に

第2章　子どもの発育・発達と保健　33

よると，男子 48.7cm，女子 48.3cm で，やや減少傾向がみられます。1 歳で出生時の 1.5 倍，4 歳で約 2 倍，12 〜 13 歳で約 3 倍になります。**身長は栄養状態や病気の影響を短期間では受けにくいので**，長期間継続して観察していくことで成長に関係する病気を発見することができます。

（3）胸　囲

　胸囲は胸腔内にある臓器の発育を知るために測定されます。

　出生時の平均胸囲は約 32cm で，出生時には胸囲のほうが頭囲よりやや小さいのですが，1 歳頃にはほぼ同じ大きさとなり，その後は胸囲の方が大きくなっていきます。

　乳児期の胸部は円柱状で，この時期の呼吸は**腹式呼吸**です。その後，肋骨が徐々に前に倒れていき，幼児期になると左右径が前後径に比べて大きくなり，成人の形に近づきます。この頃から**胸式呼吸**となります。

　胸部の変形でよくみられるものに，漏斗胸，鳩胸，扁平胸などがあります。日常生活に支障がないか等，確認するとよいでしょう。

（4）頭　囲

　頭囲は脳の発育を知るために測定されるものです。出生時の脳の大きさは成人の約 25％で平均頭囲は約 33cm ですが，1 歳で成人脳の約 75％の大きさとなり頭囲は 45cm くらいになります。

　新生児の頭蓋骨には左右の前頭骨と左右の頭頂骨間に隙間があり，この隙間を**大泉門**と呼び，後頭骨と左右の頭頂骨の隙間を**小泉門**と呼びます。小泉門は生後 6 週頃に閉鎖します。大泉門は生後 9 か月頃から徐々に小さくなり始め，1 歳半頃に閉鎖し

図2－5　大泉門と小泉門

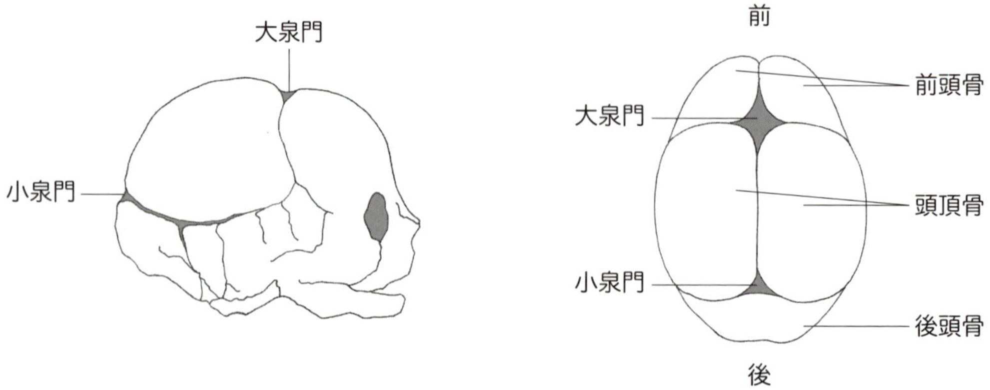

ます。

　大泉門がこの時期を過ぎても閉鎖しない場合には，水頭症などが疑われ，この時期より早く閉鎖してしまうと小頭症などが疑われます。また，大泉門を観察することで，膨隆すると髄膜炎の疑い，陥凹すると脱水症の疑いなど，病状を知る上での手がかりになります。

（5）骨

　骨の発育は子どもの成長の可能性を考える重要な指標となり，その方法として手のひらのレントゲン写真を撮り骨年齢を調べる方法があります。

　手のひらにある手根骨は，生後6か月頃までは軟骨のためレントゲンに写りませんが，徐々に固くなり化骨化してレントゲンに現れるようになります。その数と実年齢とがほぼ一致するので，レントゲン上に出現した化骨の数で骨年齢を決め，骨年齢から実年齢を知ることができるのです。

　骨年齢が遅れていると，骨を伸ばす成長ホルモンや甲状腺ホルモンの分泌が良くなかったり，成長に関する病気が隠れている可能性が考えられるため，検査が必要になる場合もあります。

図2-6　手根骨

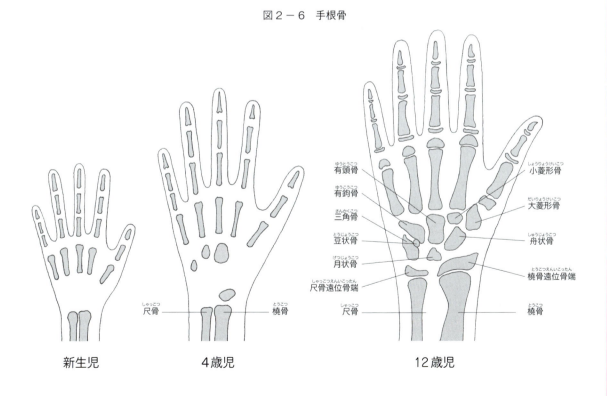

（6）歯

乳歯は図2－7のように生後6～8か月頃より一定の順序に従って萌出し始め，およそ1歳で上下各4本の計8本となり，2～3歳で上下各10本の合計20本が生えそろいます。

永久歯は6～7歳より第一大臼歯が萌出し，乳歯が出現した順序で徐々に脱落しながら生え変わっていきます。第二大臼歯は11～13歳，第三大臼歯（親知らず）は17～25歳頃に生え，すべての永久歯が生えそろうと合計32本になりますが，第三大臼歯が生えない人もいます。

歯は外側から**エナメル質**，**象牙質**，**歯髄**という層

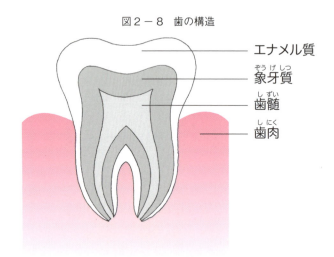

図2－7　乳歯の生え方

図2－8　歯の構造

図2－9　乳歯と永久歯の歯列

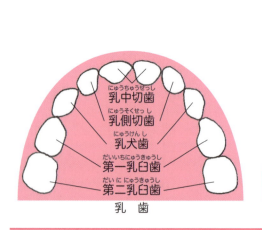

乳歯

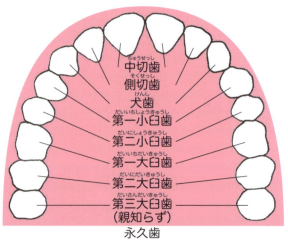

永久歯

になっており，歯肉により支えられています。歯の表面に歯垢という食べかすの汚れがつくと，歯垢の中にいるむし歯菌が口内に残った糖質を利用して酸をつくり，歯を溶かして穴を開けます。エナメル質に穴が開いた程度では自覚症状がなく気づかないことも多いのですが，象牙質にまで進行すると冷たい物がしみるようになり，歯髄まで進行すると温かい物もしみるようになります。

乳歯は永久歯に比べて軟らかく，むし歯になりやすいため，食後の歯みがきと定期的な歯科健診がむし歯を予防する大きな鍵となります。

3 運動機能の発達

生まれたばかりの新生児は全身の筋緊張が強く，両手は軽く握り腕を曲げた状態（上肢はW型），膝も軽く曲げた状態（下肢はM型）の屈曲位をとっています。

新生児は，ある刺激に反応しておこる原始反射を持って生まれてきますが，この反射のおかげで，生きていくために必要な哺乳などをすることもできます。

1 原始反射

原始反射にはいくつかありますが，多くは3〜6か月くらいで消失します。よって，これらの反射がある一定の時期に消失するかどうかは，発達に問題があるかどうかを知る手がかりにもなります。

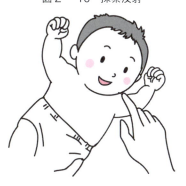

図2−10　探索反射

（1）哺乳反射

① 探索反射

乳首などが頬に触れると，口を開けてその方向に顔を向けて，顔を上下左右に動かしながら口で捕えようとします。

② 捕捉反射

探索反射で探し当てたものを口でくわえます。

③ 吸啜反射

捕捉反射で口にくわえたものを，舌と上あごでしごくようにしてチュクチュク吸います。

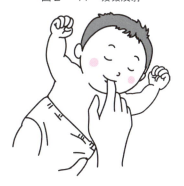

図2−11　吸啜反射

④ 嚥下反射

吸った乳汁を飲み込みます。

これらの一連の反射を哺乳反射といいます。この哺乳反射があるため，乳児は哺乳することができます。

（2）モロー反射

仰向けに寝ている乳児に突然大きな音を聞かせたり，抱きかかえて支えている頭部のうしろの手をさっと下げたりすると，両手を大きく広げびくびくっと動かし，その後その腕を内側にゆっくり曲げます。両脚も同時にびくびくっと反応します。

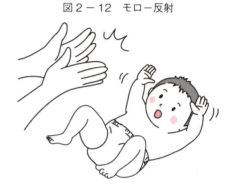

図2-12 モロー反射

（3）把握反射

乳児の手のひらに指や棒などが触れると，それをしっかりと握りしめます。足の裏にも同様な反射がみられます。

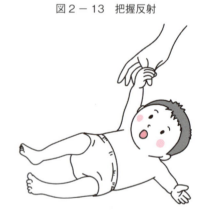

図2-13 把握反射

（4）自動歩行

乳児のわきの下を支えて少し前傾させ，乳児の足の裏を床につけると，片足ずつ交互に脚を前に出し，歩くような格好をします。

（5）緊張性頸反射

仰向けに寝かせ，一方に頭を回すと，向けた方の手脚を伸ばし，反対側の手脚を曲げます。

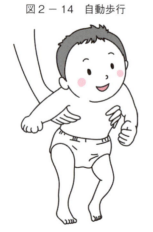

図2-14 自動歩行

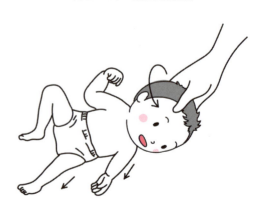

図2-15 緊張性頸反射

2 粗大運動の発達

運動機能の発達には次のような一定の原則があります。

- 頭部から脚部へ
- 中心から末梢へ
- 粗大運動から微細運動へ

粗大運動は，はじめに首がすわり，次に腰がすわり，つかまり立ちができるようになり，やがてひとり歩きができるようになります。首，腰，脚というように頭部から脚部に向かって原則通りに発達する間に，ねがえりや，はいはいといった動作もできるようになります。

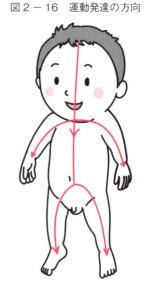

図2-16 運動発達の方向

（1）首のすわり（3～4か月頃）

首のすわり（定頸）は，発達段階の確認の上で重要な目安となります。首がすわるまでの間は乳児を横抱きにし，必ず首や頭を支えながら抱くようにします。

（2）ねがえり（5～6か月頃）

ねがえりは，
- 仰向けからうつぶせになる動作　と
- うつぶせから仰向けになる動作

があります。仰向けからうつぶせになるときは，最初，片腕だけがうまく抜けないこともありますが，徐々にできるようになります。

（3）ひとりすわり（8～9か月頃）

支えなしで，一人ですわることができるようになることをひとりすわりといいます。最初はぐらつき，後方に倒れこむことが多くみられますが，いずれひとりすわりをしながら，片手におもちゃを持つこともできるようになり，手で遊ぶことも多くなっていきます。

第2章　子どもの発育・発達と保健　39

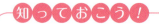

首のすわり（定頸）のみかた

① うつぶせにして，両腕を曲げて前腕を床面につけたときに，上体を支えて頭をあげていることができるかどうか。
② 仰向けに寝かせて両手を持って45°に引き起こしたとき，首もいっしょについてくるかどうか，90°まで引き起こしたときに揺らしても首が前に倒れてこないかどうか，で判定します。このとき乳児の手首をぎゅっとにぎりしめないように気をつけます。

首すわり（定頸）のみかた

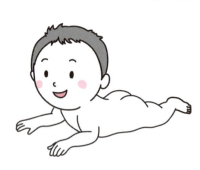
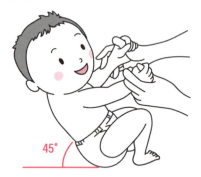

（4）はいはい（8〜9か月頃）

はいはいには，次のような段階があります。

① ずりばい
　お腹を床面につけながら，腕を曲げた状態で，足の親指を使って床を蹴りながら前へ前へと進む。

② 四つばい
　手のひらとひざを床面につけ，お腹は床面につけずに前へ前へと進む。

③ 高ばい
　手のひらと足の裏を床面につけ，お腹は床面につけずに前へ前へと進む。

図2−17 ずりばい 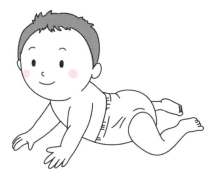　　図2−18 四つばい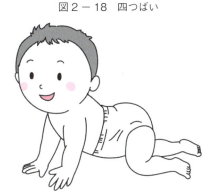

図2−19 高ばい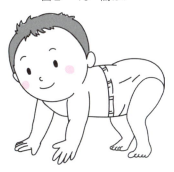

　ただし，これらの動作は**個人差**が大きく，はいはいをほとんどしないで歩いてしまう乳児や，ずりばいを長い間している乳児，高ばいをまったくしない乳児など，さまざまです。はいはいができるようになると，行動範囲も一気に広がります。

（5）つかまり立ち（9〜10か月頃）

　四つばいの姿勢から，テーブルなどにつかまってその場に一人で立つことを**つかまり立ち**といいます。

（6）つたい歩き（10〜11か月頃）

　つかまり立ちの姿勢から何かにつかまりながら移動する動作を**つたい歩き**といいます。この姿勢から自力では体勢を変えられない場合もあるため，その時は保育者が抱き上げるなど介助する必要があります。

（7）ひとり立ち（11〜12か月頃）

　物や床から手を離し，一人で立てるようになることを**ひとり立ち**といいます。

第2章　子どもの発育・発達と保健　41

（8）ひとり歩き（1歳～1歳3か月頃）

　ひとり立ちから自力で一歩前に脚を出すことができるようになることを**ひとり歩き**といいます。最初は両腕を挙上させてバランスをとりながら一歩一歩前に進みます。

　ただし，おすわりをしたまま前方に脚を伸ばし，その足先の方におしりを移動させながら前に進む**シャフリングベビー**の場合，下肢の筋力が弱く，歩き始めが遅れる傾向があります。シャフリングベビーの場合，1歳6か月～2歳ごろにひとり歩きを始めることもあります。ごくまれに，発達の異常が隠れていることもあり，注意深く観察することを要しますが，その後の発達は正常であることが多く，発達の型の一つと捉えられるケースがほとんどです。

図2－20　シャフリングベビー

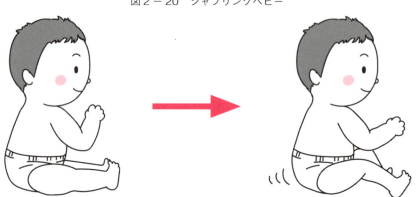

　ひとり歩きの後の発達には，さらに個人差がみられますが，やがて2歳くらいで走るようになり，3～4歳でスキップができるようになったり，両足をそろえてジャンプができるようになったりしていきます。

3 微細運動の発達

　体幹に近い部分を動かす粗大運動から，やがて指先で行うような**微細運動**などもできるようになっていきます。

　微細運動の発達について，手指の運動を例に挙げてみます。乳児は，原始反射の一つである把握反射が消失してくると，自発的に物をつかめるようになっていきます。4～5か月頃は手のひら全体で握りますが，6か月頃になると親指と他の4本の指で握るようになり，10～12か月頃には親指と人差し指で上手につまめるようになります。つかみ方の発達は個人差が大きく，10か月前でも親指と人差し指で豆粒ほどのものがつまめるようになる子どももいます。この時期は，なんでも口の中に物を入れ

て確認する時期でもあり，誤飲には十分気をつけなければなりません。

図2-21　つかみ方の発達

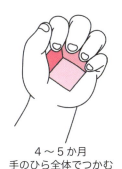
4～5か月
手のひら全体でつかむ

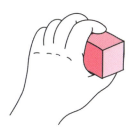
6か月
親指と他の4本の指全体で握る

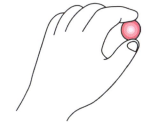
10～12か月
親指の先と人差し指の先でつまむ

出所：五十嵐隆編『小児科臨床ピクシス19　ここまでわかった小児の発達』中山書店，2010年，微細運動のチェックポイントを参考に作図。

4　生理機能の発達

生理機能とは，

- 生命を維持するための体の機能
- 生きていることによりおこる体のさまざまな現象

のことをいい，具体的には**体温調節**，**呼吸**，**血液循環**，**消化吸収**，**排泄**，**睡眠**などのはたらきやそのしくみをさします。

子どもは**新陳代謝**が盛んで活発に動くので，通常，成人に比べ**脈拍数や呼吸数は多く**，**体温は高め**です。また，乳幼児の血管壁は薄くて軟らかいので**血圧は低め**です。

生後間もない子どもの生理機能は未熟ですが，成長とともに発達し，徐々に成人と同じはたらきをするようになります。

1 体温調節

体温は脳の視床下部にある**体温調節中枢**で調整されており，体温があがると皮膚の**毛孔**（毛穴）や**汗孔**（汗を体の外に出す穴）を開いて**熱を体から逃がし**，逆に体温がさがると**内臓や筋肉で熱を作り出す**というようにして，常にある一定の体温を保っています。

体温は一般的に睡眠中の早朝が最も低く，夕方が最も高いという**日内変動**をしています。また，体温は食後や運動後，入浴後には少し上昇するので，これらの後には少

第2章　子どもの発育・発達と保健　43

し時間をおいてから測定するようにします。

体温は一般的に腋窩(わきの下のくぼんだところ)で電子体温計を用いて測定しますが,電子体温計は熱の上がり方を予測して体温を検出するので,実際の熱と若干異なる測定値が出ることがあります。よって正確な熱を計りたいときや,微熱を気にする際には注意が必要となります。最近では20～30秒間で計れる体温計も販売されているので,じっとしたままで待つことが苦手な子どもには便利です。また,耳で短時間で測定できる耳体温計もありますが,耳で正確な体温を測定するには技術が必要です。

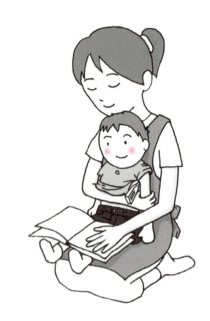

子どもの体温調節中枢は未熟なため,過ごしている環境の影響を大きく受けてしまいます。部屋の温度,着ている衣服で調節をして,体温があまり大きく変動しないように心がけます。

2 呼　吸

呼吸器官とは鼻,咽頭,気管,気管支,肺をさし,肺の中にある肺胞で吸った空気から酸素を取り入れ,二酸化炭素を吐き出すというガス交換を行っています。

乳児の呼吸パターンはお腹が上下する腹式呼吸ですが,胸郭が広がり肺の容量が大きくなるにつれて胸式呼吸へと変化していきます。また,乳児は小さい肺でたくさんの酸素を取り入れるために呼吸数が多く不規則ですが,幼児,学童と肺活量が大きくなるにしたがって呼吸数は減少し,安定していきます。

新生児の呼吸中枢は未熟で,とくに低出生体重で生まれた子どもはうまく呼吸ができず,無呼吸発作などをおこすこともあるため,新生児の呼吸管理には十分な注意が必要です。

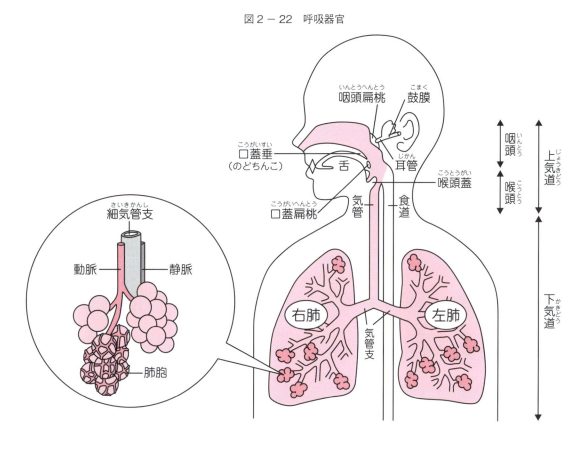

図2-22 呼吸器官

3 血液循環

　全身に血液を送る心臓や血管を**循環器官**と呼びます。血液は**心臓**から拍出され、全身の隅々に酸素や栄養素などを運んでいき、不要になった二酸化炭素や老廃物を肺や肝臓、腎臓に運んでいくという役割を持っています。

　胎児は生まれるまで、母親の子宮内にある**羊水**で満たされた袋の中にいるため肺呼吸はしていませんが、母親と胎児をつなぐ**胎盤**を通じて母親の血液より酸素や栄養などをもらっています。そして出生と同時に肺での呼吸が開始され、自分の体内だけの血液の循環が始まります。

　心臓は**右心室**、**左心室**、**右心房**、**左心房**の4つにわかれており、体内を巡ってきた血液は右心房から右心室を経て肺へ流れ、肺で二酸化炭素から酸素へとガス交換を行った血液は左心房、左心室を経て再び全身へと流れていきます。この時、心臓から全身へ血液を送り出す力を**血圧**と呼びます。新生児の血圧は成人に比べると低いのですが、成長するに従って徐々にあがっていきます。

　脈拍数は乳児では120～140回／分と多いのですが、成長に伴って減少し、成人

第2章　子どもの発育・発達と保健　45

では60〜80回／分になります。乳幼児の脈拍数は寝ているときは通常より減少しますが，食後や泣いた後，運動などにより増加します。

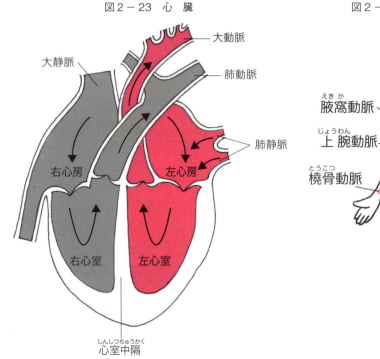

図2-23　心　臓

図2-24　脈拍が測れるところ

4　消化吸収

消化器官には食道，胃，十二指腸，小腸，大腸，肛門とつながっている消化管と，肝臓，胆嚢，膵臓などがあります。

乳児の胃の形は成人と異なりとっくり型で，また，胃の入り口の噴門の筋肉が十分に発達していないた

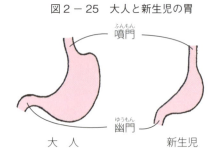

図2-25　大人と新生児の胃

め，ちょっとした体の向きなどで飲んだミルクをもどしてしまう（溢乳）ことがよくあります。また，乳児は飲み込む技術が未熟なため，ミルクを飲むときに空気もたくさん飲み込んでいるので，胃の中の空気を抜いて安定させるために哺乳後には背中をさすったり，軽くたたいたりして排気（げっぷ）をさせます。

新生児の胃の大きさは20〜60mlと小さいので，飲んだミルクを消費するのに必要な時間が短く約2〜3時間で消化されます。

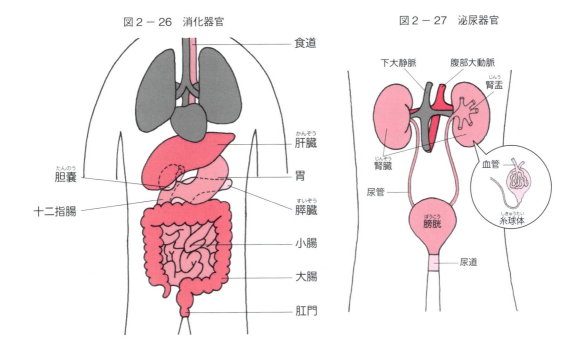

図2-26 消化器官　　　図2-27 泌尿器官

胃で消化された食物は腸に送られ，小腸で**栄養分が吸収**されます。

5 排　泄

排泄とは摂取した食べ物の残りかすや老廃物を体外に出すことをさします。**尿は泌尿器官**である腎臓でつくられ，膀胱に溜められます。また，小腸で栄養分を吸収された食べ物は大腸で**水分が吸収**されて**便**となります。

乳児期は無意識の**反射**により尿の排泄をしていますが，2～3歳になると膀胱に尿が溜まったという刺激が脳に伝わり，その刺激によって自分の意志で**排尿をコントロール**できるようになります。また，4歳を過ぎると睡眠中の排尿もコントロールできるようになるため**夜尿**（おねしょ）の回数が少なくなります。

生後間もない乳児の便は，黒っぽくて無臭の**胎便**と呼ばれる便ですが，4～5日後には成人と同じような黄色の便になります。

大腸に便が溜まって**便意**がおきると，自分の意志では動かせない**内肛門括約筋**が弛緩します。その後，自分の意志で動かすことができる**外肛門括約筋**を開いて便を排泄するのですが，乳児期前半の子どもの排便機能は未熟で，排便が自分の意志で自由に行えるようになるのは排尿と同じく2～3歳頃です。

図2-28 排尿・排便のしくみ

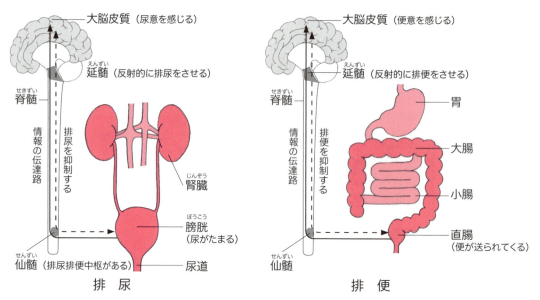

また，泌尿器官は男女に形態の違いがあり，**生殖に関するはたらき**をする器官でもあるので，男女の違いを含めて理解する必要があります。

図2-29 男女の生殖器のちがい

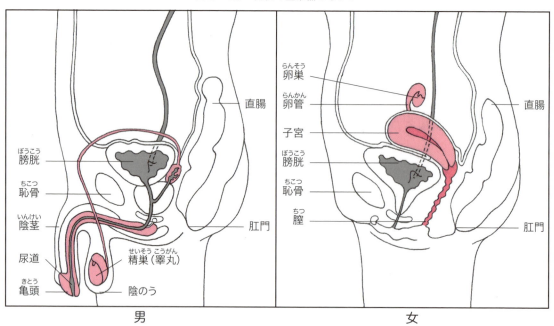

表2-1 主な生理機能の正常値

	乳 児	幼 児	成 人
脈拍数（毎分）	120〜140	80〜120	60〜80
呼吸数（毎分）	30〜40	20〜30	15〜20
体 温（℃）	36.0〜37.4	36.0〜37.4	35.5〜36.9
血圧（最高／最低）	100／60	100／60	120／80
尿量（ℓ／日）	0.2〜0.5	0.6〜1.0	1.0〜1.5

出所：新・保育士養成講座編纂委員会編『新保育士養成講座 第7巻 子どもの保健 改訂3版』全国社会福祉協議会，2018年。

6 睡 眠

　新生児期より生後2か月頃までの子どもは昼夜の区別がつかず，3〜4時間ごとに目を覚まして，ミルクを飲み，また眠るという**多相性睡眠**をしています。

　3〜4か月になると徐々に昼夜の区別ができるようになり，昼の時間帯に目を開けている時間が長くなってきます。この睡眠のリズムは1〜2歳ではまだ安定していないため，この年齢では**昼寝（午睡）**をすることにより成人に近い睡眠のリズムを作っています。5〜6歳になると昼間はずっと起きていることができるようになり，昼寝（午睡）の必要がなくなって夜のみ睡眠をとる**単相性睡眠**となります。

　このような子どもの睡眠リズムは家庭の生活リズムの影響を受けやすく，保護者が夜遅くまで起きていて朝なかなか起きないでいると，同じような生活リズムで生活する子どもの睡眠も乱れます。最近では夜遅くにコンビニエンスストアやファミリーレストランに小さい子どもを連れてくる保護者もみられます。生活リズムの乱れは睡眠リズムを乱し，朝起きられなくて日中十分に活動できない子どもが増えていることを考慮し，子どもの睡眠の重要性を保護者に伝える必要があります。

　また，寝る時に気に入っているタオルや毛布を口に入れたり，人形を手に持っていないと落ち着かず，なかなか眠らない子どもがいます。これを**睡眠儀礼**と呼びますが，ある年齢がくると自然にやめるため，無理矢理やめさせる必要はありません。

第2章 子どもの発育・発達と保健

図 2－30　睡眠・覚醒パターン

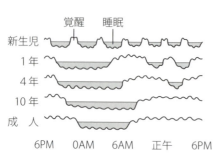

睡眠時間	
新 生 児	15～20 時間／日
3 か 月	14 時間／日
1　　歳	12 時間／日
幼 児 期	10～11 時間／日
学 童 期	10～11 時間／日

睡眠形態	
新 生 児	昼夜の区別なく 1 日の 80％ 睡眠
乳 児	夜間にぐっすり熟睡する。午前と午後に午睡が必要。
1 歳 半	午睡は午後 1 回必要。
5～6 歳	午睡の必要はなくなる。

出所：馬場一雄監修・原田研介ほか著『新版小児生理学』へるす出版，2009 年，新生児の多相性睡眠が成人の単相性睡眠になる過程〈1963 改変〉。

平成 29 年告示の保育所保育指針 ここがポイント！

子どものリズムに合わせた午睡

午睡については，平成 29 年告示の**保育所保育指針**の**第 1 章　総則　3　保育の計画及び評価**の**（2）指導計画の作成**で，次のように記載されています。

> エ　一日の生活のリズムや在園時間が異なる子どもが共に過ごすことを踏まえ，活動と休息，緊張感と解放感等の調和を図るよう配慮すること。
>
> オ　午睡は生活のリズムを構成する重要な要素であり，安心して眠ることのできる安全な睡眠環境を確保するとともに，在園時間が異なることや，睡眠時間は子どもの発達の状況や個人によって差があることから，一律とならないよう配慮すること。

※なお，平成 29 年告示の**幼保連携型認定こども園教育・保育要領**にも，同様の記述がなされています。

起床時間や就寝時間の異なる子どもたちが，一斉に同じ時間に午睡するとなると，午睡の必要がない子どもにとっては，その時間が苦痛になってしまうことがあります。逆に，朝早くから登園し，閉園までいる子どもや，体力的に午睡が必要な子どもにとっては，午睡の時間がないと，一日元気に過ごせません。このように子どもには一人一人の生活のリズムがあるため，子どもの様子を把握し，どの子どもにも対応できるよう，ある程度幅を持たせた環境を用意してあげることが望まれているといえます。

また，長時間を園で過ごす子どもにとっては，活動する時間，休息する時間，どちらも大切です。そのバランスを考えながら保育していくことが求められています。

(鈴木)

5 感覚器の発達

　子どもは発達過程の中で，目で何かを見たり，耳でいろいろな音を聞いたり，皮膚で熱い物や冷たい物に触ったりという外界からのさまざまな刺激を受けながら心身を発達させていきます。このように人間が自分の体を使って外界から何かを感じ取る力を**感覚**と呼び，主な感覚には**視覚**，**聴覚**，**触覚**，**味覚**，**嗅覚**があります。この5つを合わせて**五感**と呼びます。味覚，嗅覚，触覚は生まれたときにすでに，大人と同じようにできあがっているのですが，視覚と聴覚については生後，徐々に調整をしながら完成させていくものです。よって，子どもの健全な発達のためには適切な刺激をたくさん与え，五感を成長させていくことが重要となります。

1 視　覚

　眼球は直径約24mmの球で，目に入った**光情報**は**網膜**の中心部にある**黄斑**（**中心窩**）で受容されて脳に伝えられます。新生児は強い光刺激に反応し，明るい・暗いの違いはわかりますが，まだ眼球を上手に動かすことはできません。生後1～2か月で**水平方向**に動く物を目で追えるようになり，3～4か月で**垂直方向**などすべての方向に目を動かせるようになります。

　5～6か月になると物をじっと見つめることができるようになるため，物と自分の**距離感**などがわかるようになります。7～8か月で身近な人の顔の違いを判別できるようになります。11～12か月でゆっくり動く物をスムーズに**追視**できるようになります。

　また，乳児は大人に比べて眼球が小さいため角膜から網膜までの距離が短く，物を見る時にピントがうまく合いません。そのため，遠くのものも近くのものもぼやけて見える**遠視**の状態です。しかし，体が大きくなるにつれ眼球もだんだんと大きくなってピント調節ができるようになり，また物を見るという刺激をうけることで少しずつ視力が調整されていきます。

　乳児が**強い光にまったく反応しない**，**人の顔を見ない**，**笑わない**，**視線が定まらず眼球があちこちに動く**などの症状がある場合には先天的な視覚障害の可能性もありますので，早めに専門医を受診することが大切です。

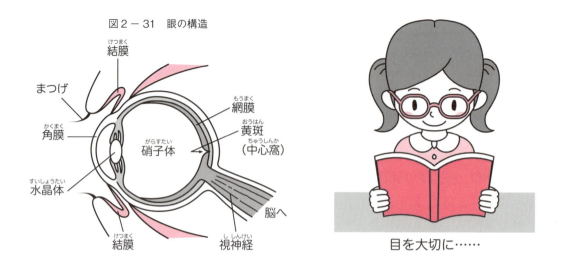

図2-31　眼の構造

目を大切に……

2 聴覚

耳から入った音刺激は鼓膜を震わせ，最終的に蝸牛神経から脳に伝えられます。

聴覚は妊娠6～7か月頃より発達しており，この頃から母体内で音に対する反応がみられます。生後1か月には他人と母親の声の違いがわかるようになり，4～5か月で音のする方へ頭部を動かせるようになります。8～9か月でベルなどの機械音に反応したり，自分の名前を呼ばれて振り向いたりするようになり，10～11か月ではリズムに応じて体を動かすようなことができるようになっていきます。

乳幼児の聴覚障害は先天性のものが多いのですが，言葉の獲得は耳から聞いた音刺激より行われるため，聴覚障害や難聴に気づかずに長時間過ごしてしまうと言葉の発達に大きな影響を及ぼす可能性があります。大きな音に反応しない，名前を呼んでも振り向かないなどの様子がみられたら，早いうちに専門医を受診するように勧めましょう。

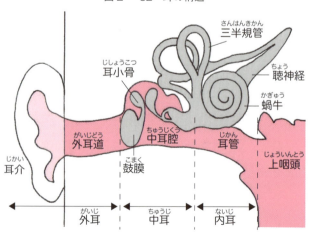

図2-32　耳の構造

3 触覚

　触覚には痛覚，温覚，冷覚などがあり，新生児の頃より大人と同じように機能しています。新生児はとくに，口唇，鼻粘膜，舌，手のひら，足の裏などが敏感ですが，痛いという痛覚は出生後しばらくの間は弱く，1〜2か月で敏感になるといわれています。また，くすぐったいと感じるようになるのは6〜7か月頃です。

　触覚異常には過敏・鈍いなどがあり，触覚のすべてが無感覚なものや一部分が無感覚なものなどもあります。また触覚はやけどなどのケガから身体を守るという重要な役割を持っています。

　触覚は他の感覚器よりもずっと長い経路を経て脳に刺激を与えるので，触覚障害の原因を診断するには詳細な検査が必要となります。

4 味覚

　味は舌などにある味蕾と呼ばれる小さな器官で感じています。また食物に含まれる味の情報は味覚神経を通って脳に伝わり，味が識別されています。

　新生児は生まれつき味覚が発達しており，甘味，酸味，塩味，苦味，旨味を感じるといわれています。そして甘味を好み，苦味や酸味は嫌がりますが，徐々にいろいろな味を受け入れることができるようになります。乳幼児期の食事は，うす味を心がけ，素材の味を活かしながら多くの味を経験することで，幅広い味覚を作り上げていくことが望ましいでしょう。

　味蕾を十分に機能させるためには，体内に亜鉛が必要となりますが，通常，乳児では亜鉛が不足することは少ないため，母乳やミルクを通常通りに飲んでいるようであれば，味覚についてあまり心配する必要はありません。

5 嗅覚

　匂いは鼻の奥にある嗅細胞の線毛で匂いの物質を感じ，嗅神経から脳に情報が伝わり処理されます。また，新生児でも強い匂いに反応し，匂いは脳に記憶されるため，成人になると今までかいできた数千種類の匂いをかぎ分けることができるようになります。

　嗅覚は個人差がありますが，長時間同じ匂いをかいでいるとしだいにその匂いを感じなくなる順応をおこしやすく，また，高年齢になるほど嗅覚が鈍くなることがわかっています。

　乳児期前半では嗅覚障害は診断しにくいため，気がつかれないことが多いです。

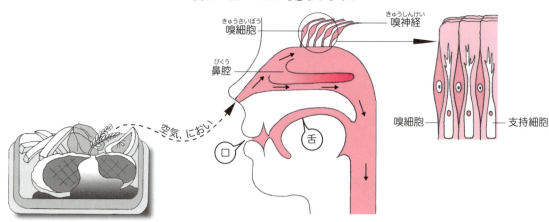

図2-33 においを感じるしくみ

6 精神機能の発達

　私たちは日々の生活の中で，うれしい，楽しいと感じたり，悩んだり考えたりしています。このような「心」の動きは精神機能の発達に大きな影響を受けています。では，私たちの「心」はいったいどこにあるのでしょうか？

1 脳の機能

　脳は快や不快などの感情形成，食欲や運動などのコントロール，呼吸や血液循環の調整などの機能を持っています。近年，脳科学が進歩して，このような精神機能は脳のさまざまな場所で実現されることがわかってきました。

　脳は**大脳・小脳・脳幹**に大きく分けることができ，**軟膜・クモ膜・硬膜**という3層の膜に覆われています。また，機能面からみると，

- ●大脳は人間としての思考と行動の中枢
- ●小脳は運動機能の調節の中枢
- ●脳幹は意識と生命の維持の中枢

というはたらきをしています。

　また，大脳は**右脳**と**左脳**に分かれ，**脳梁**と呼ばれる橋でつながっています。大脳の表面には**脳溝**（脳のしわ）と呼ばれる溝が走っています。

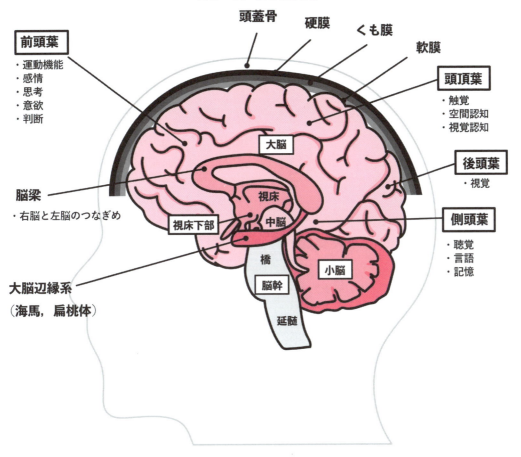

図2-34 脳のはたらき

　脳には**ニューロン**と呼ばれる神経細胞があり，刺激に応じて脳内でニューロンの突起が伸びてくっついたり離れたりして情報が伝達されていきます。ニューロンの数は乳児も成人も同じですが，乳児と成人が同じように行動できないのは，脳神経のネットワークが十分に発達していないからです。ニューロンとニューロンの間にはごくわずかな隙間が開いており，このつなぎ目を**シナプス**といいます。生後，外界からさまざまな刺激を受けることでシナプスが形成されていき，脳神経のネットワークが発達していきます。しかし，あまり使われないと，一度形成されたシナプスが消滅していく**刈りこみ**といわれる現象が生じます。刈りこみがおきることで，脳内の余分な回路が切断され，情報をより効率よく伝達できるようになります。

　シナプスは1〜3歳前後までに急激に増えるため，この時期に外から刺激を与えるとその増加は活発になり，与えられないと不活発になります。乳幼児をあやし，抱っこしたり，話しかけたり，遊んだり，しつけるなど適切な刺激を与え続けることで，子どもの精神機能は発達し，私たちの心の発達過程として現れてきます。

第2章　子どもの発育・発達と保健　55

図2-35 神経ネットワーク

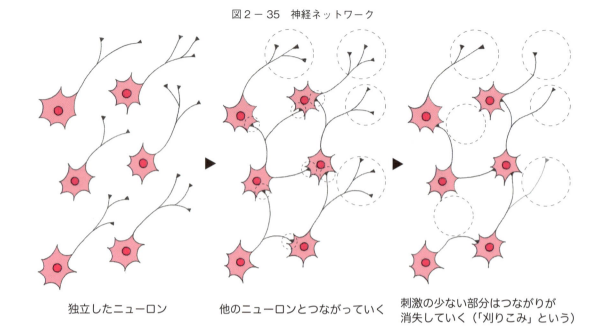

独立したニューロン　　他のニューロンとつながっていく　　刺激の少ない部分はつながりが消失していく（「刈りこみ」という）

2 言葉の発達

（1）言語の理解

　出生後しばらくすると「言葉」の存在を認識し始め，10か月頃になると周囲の人が話していることを多少理解するようになります。そして，1歳～1歳半頃に意味のある単語である**有意味語**（初語）がみられ言葉の理解は急速に進み，理解した言葉はやがて発話の中に登場するようになります。よって，1歳半頃までにまったく言葉を理解していないようであれば，難聴や他の神経発達の問題を疑う必要があります。

（2）発語・発話

　生まれてすぐの新生児期は，主に泣き声をあげるものの言語的な音声を発することはできません。生後2か月頃になると機嫌が良い時やリラックスしている時などに「アー」「ウー」といった母音を中心とした**クーイング**が始まります。そして，生後4～7か月頃になると「アーアーアー」といった母音を繰り返す**過渡的喃語**が，生後6か月頃になると母音に加えて「ママ」「ガガガ」などの子音を含む**規準喃語**がみられるようになり，やがて母音や子音を組み合わせてあたかも誰かと話しているように聞こえる**ジャーゴン**がみられるようになります。乳児はさまざまな音を聞いたり，周囲にいる人からの話しかけなどで言葉を発達させていきますので，この時期に豊かな言葉のやりとりが行われることが大切です。特に規準喃語は音声発達において重要な

通過点であり，聴覚障害を発見する際の手がかりになることもあります。

　その後，個人差はあるものの１歳頃に特定の意味を持った最初の語である初語がみられます。初語には「マンマ」「あーあ」「いや」など，多様な言葉が報告されています。初語がみられても，発話できる語が急増するわけではなく，１歳半を過ぎて発話できる語が 50 語くらいになってくると，話す単語の数は急激に増えてきます。そのあたりから「ワンワン，いた」「パパ，あっち」などの二語文が増えてきます。その後，「電車，あっち，行った」「ママ，これ，ちょうだい」などの３語以上から成る多語文が話せるようになり，他者との言葉を使ったコミュニケーションがかなりできるようになっていきます。また，二語文や多語文が出てくると，「てにをは」などの助詞を使い始めるようになりますが，語順を誤ることなどもまだあります。また発音しにくい言葉を発しているときは，無理矢理矯正するのではなく，子どもが話したいという気持ちを読み取って，大人が正しい発音で話すと良いでしょう。

　このように，およそ生後３年ほどで子どもは驚異的に言語を発達させていきますが，個人差が大きいこともあるため，ここで示した月齢・年齢はあくまでも参考にとどめておくとよいでしょう。

　保育者は，一人一人の子どもの認知能力なども捉えながら，子どもの気持ちに寄り添った発話を心がけていきましょう。

（３）情緒の発達

　生まれてすぐの新生児期には笑っているように見える生理的微笑がみられます。これは人に対して微笑んでいるのではなく，身体の生理的な状態を反映した本能的な微笑みです。２〜３か月頃になると，この生理的微笑を見て微笑む他者の表情や音声を感じとり，意識的に人に対して微笑む社会的微笑がみられるようになります。また，４か月頃には声を出して笑うようになり，５〜６か月頃には母親などの養育者との情緒的結びつきが深まってきます。このような情緒的な結びつきを愛着形成と呼び，知らない人を嫌がる人見知りが始まります。

　人見知りが始まると一時的に甘えが激しくなります。これは不安や恐怖から母親などの養育者と離れたくない気持ちが強まる分離不安が生じるからです。そして，９か月頃からは愛着から嫉妬が芽生え，後追いが始まるようになります。

　１歳半頃になると，自分の感情をより的確に表現できるようになるため，愛されたい，認められたいという気持ちが強くなり，再び依存的になります。２歳頃になると自分のことを「○○くん」「○○ちゃん」と呼び始めるようになり，自己意識がはっ

第２章　子どもの発育・発達と保健　57

きりしてきます。この頃から第一反抗期が始まり、大人と同じことをやりたがったり、何に対しても「イヤ」と言うなど自己主張が強くなってきます。

（4）社会性の発達

　乳児期は指を舐めたり体に触ったりして、自分の体を理解していく感覚遊びがみられるようになり、生後3か月頃になると手足を使っての一人遊びが始まります。6か月頃になると一か所を見つめる**傍観**（ぼうかん）が始まり、周囲への興味関心が高まっていきます。そして、7か月頃になると「モノ」に対する興味を示すようになり、移動が可能になると探索行動がみられるようになります。8か月頃になると他者の動作の模倣が始まり、10か月頃になると母親や保育者などの顔をうかがいながらいたずらをするようになります。このように周囲の人や物との関わりを通じて、周囲から求められる社会的行動を学習していくのです。

　1歳頃からは、やり取り遊びを楽しむようになり、本格的な他者との関わりが始まります。1歳半頃には**平行遊び**（同じ空間にいるが、それぞれが別に遊ぶ）が、2歳半頃には**連合遊び**（お互いに関わりながら一緒に遊ぶ）が始まります。3歳頃になると簡単なルールの**ごっこ遊び**がみられるようになり、4歳頃になると一人一人の友だちとのつきあいが深まり、友だちとの関わりに楽しさを覚えるようになっていきます。しかし、自己主張がお互いに強く、けんかをする様子がみられることもあります。

　5〜6歳頃では、仲間関係が活発になり**協同遊び**（一定のルールにのっとって遊ぶ）が始まり、自分よりも小さい子どもへの思いやりを行動化できるようになります。

　このような他者との関わり合いを通して、社会のルール、人への思いやり、協調性などが培われ、社会に適応していきます。

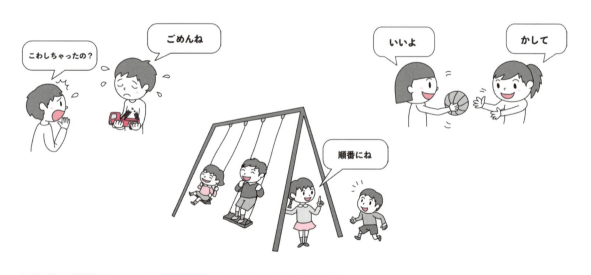

参考文献

秋田喜代美『保育学用語辞典』中央法規出版，2019年。
五十嵐隆編『小児科臨床ピクシス 19　ここまでわかった小児の発達』中山書店，2010年。
鴨下重彦編『ベッドサイドの小児神経・発達の診かた　改訂4版』南山堂，2017年。
厚生労働省『平成22年　乳幼児身体発育調査報告書』，2011年。
厚生労働省『保育所保育指針』，2017年。
小林哲生「第9章　言語の発達」，開　一夫・齋藤慈子『ベーシック発達心理学』一般社団法人　東京大学出版会　2018年。
佐藤達夫『新版からだの地図帳』講談社，2021年。
新保育士養成講座編纂委員会編『新　保育士養成講座　第7巻　子どもの保健　改訂3版』全国社会福祉協議会，2018年。
大地陸男『生理学テキスト第9版』文光堂，2022年。
田中哲郎『教員に必要な子どもの健康知識第二版増補版』東山書房，2007年。
田中哲郎監修『子育て支援における保健相談マニュアル改訂第3版』日本小児医事出版社，2013年。
東京都教育委員会家庭教育支援事業『乳幼児期からの子供の教育支援プロジェクト』（https://www.syougai.metro.tokyo.lg.jp/sesaku/communication/communication.html　2024年2月24日閲覧）。
内閣府・文部科学省・厚生労働省『幼保連携型認定こども園教育・保育要領』，2017年。
馬場元毅『絵でみる脳と神経 第4版：しくみと障害のメカニズム』医学書院，2017年。
平岩幹男『新版　乳幼児健診ハンドブック　成育基本法から健診の実際まで』診断と治療社，2019年。

第3章 子どもの心と体の健康状態の把握

1 発育・発達の把握と健康診断

1 発育の評価

　健診や身体計測などで得られた体の計測値を有効活用することで，子どもが現在，どのような成長段階にあるのかを把握することができます。また，**身体計測値のグラフ**からは疾病や虐待などの隠れた問題が発見されることもあるため，子どもの発育を評価することは重要です。

（1）乳幼児身体発育曲線

　主に**母子健康手帳**に記載されている乳幼児の発育の目安を知るために利用される**発育パーセンタイル曲線**で，横軸に月齢や年齢，縦軸に体重，身長，胸囲，頭囲などを表し，グラフに示された帯の中に94％の子どもの値が入るようになっています。

> **用語解説**　パーセンタイル値
>
> 　パーセンタイル値とは，ある集団の中で小さい方から数えて何番目にあたるかを示す数値です。例えば下の図のように，同性，同年齢（月齢）の子どもが100人いたとして，身長が小さい順に並んだとしたら，小さい方から数えて10番目の子どもの身長が10パーセンタイル値となります。50番目の子どもの身長が50パーセンタイル値となり，ちょうど中央の値となるため，中央値ともいいます。同様に，90番目の子どもの身長が90パーセンタイル値となります。

　乳幼児の発育値は，大きい方に偏りがあるため，より正確に分布を表すことのできるパーセンタイル値を用いています。　（鈴木）

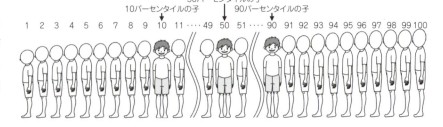

図3-1 乳幼児（男子）身体発育曲線（体重）（平成22年調査）

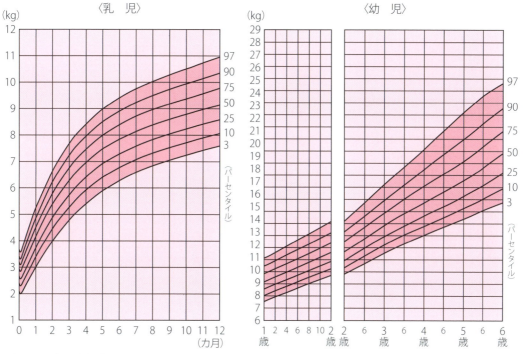

出所：厚生労働省「平成22年乳幼児身体発育調査報告書」，2011年。

図3-2 乳幼児（女子）身体発育曲線（体重）（平成22年調査）

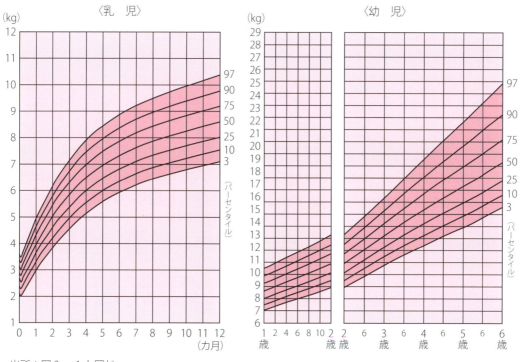

出所：図3-1と同じ。

第3章 子どもの心と体の健康状態の把握 61

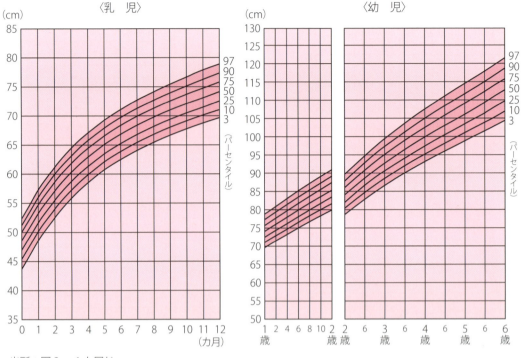

図3-3 乳幼児(男子)身体発育曲線(身長)(平成22年調査)

出所:図3-1と同じ。

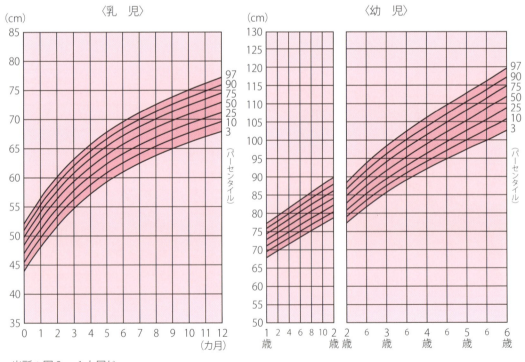

図3-4 乳幼児(女子)身体発育曲線(身長)(平成22年調査)

出所:図3-1と同じ。

図3−5 乳幼児（男子）**身体**発育曲線（胸囲）（平成22年調査）

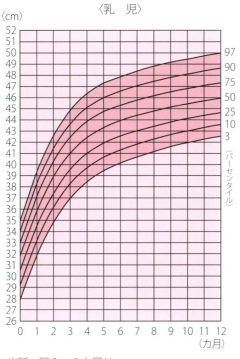
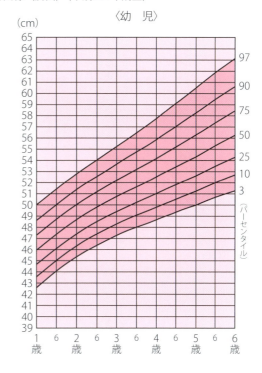

出所：図3−1と同じ。

図3−6 乳幼児（女子）**身体**発育曲線（胸囲）（平成22年調査）

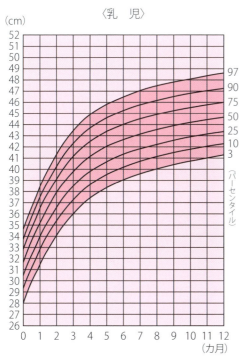
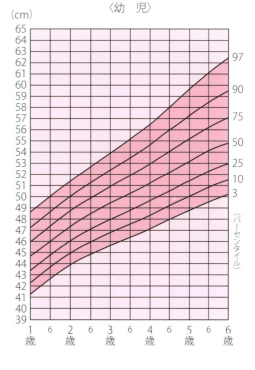

出所：図3−1と同じ。

第3章　子どもの心と体の健康状態の把握　63

図3−7 乳幼児（男子）身体発育曲線（頭囲）（平成22年調査）

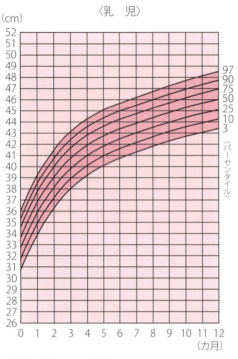
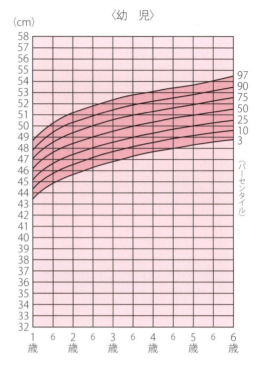

出所：図3−1と同じ。

図3−8 乳幼児（女子）身体発育曲線（頭囲）（平成22年調査）

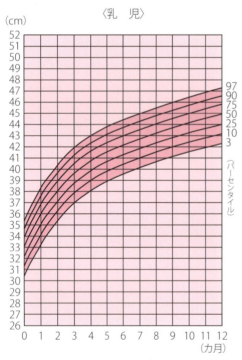
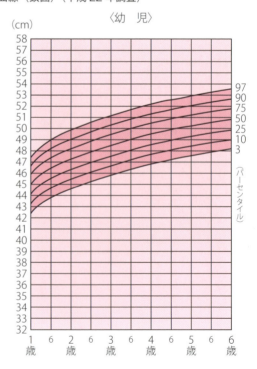

出所：図3−1と同じ。

（2）肥満度

　肥満度は実測体重と標準体重との差を，標準体重との比較によって表したものです。実測体重が標準体重より重ければ"＋（プラス）"，軽ければ"－（マイナス）"となり，標準体重と一致した場合は「肥満度0％」となります。幼児では＋15％以上が肥満と定義され，順に「ふとりぎみ」，「ややふとりすぎ」，「ふとりすぎ」となります。肥満度－15％から＋15％に入るものが「ふつう」，それより少ないものを「やせ」「やせすぎ」としています。

●肥満度＝（実測体重－標準体重）÷標準体重×100

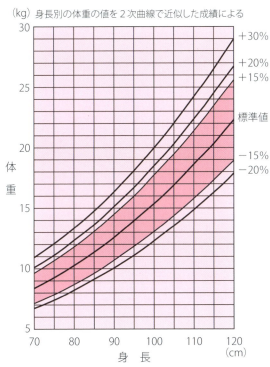

図3－9　幼児の身長体重曲線（男）

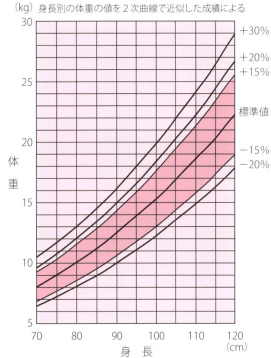

図3－10　幼児の身長体重曲線（女）

●標準体重（男）＝
　$0.002226 \times 身長(cm)^2 - 0.1471 \times 身長(cm) + 7.8033$

●標準体重（女）＝
　$0.002091 \times 身長(cm)^2 - 0.1139 \times 身長(cm) + 5.7453$

出所：厚生労働省「平成22年乳幼児身体発育調査報告書」，2011年。

肥満度区分	体格の呼称
＋30％以上	ふとりすぎ
＋20％以上　＋30％未満	ややふとりすぎ
＋15％以上　＋20％未満	ふとりぎみ
－15％超　＋15％未満	ふつう
－20％超　－15％以下	やせ
－20％以下	やせすぎ

第3章　子どもの心と体の健康状態の把握

（3）カウプ指数（Body mass index：BMI）

　体重（kg）を身長（m）の二乗で割り算した値で，身長と体重の相対的評価に用います。乳幼児の場合は，体重（g）を身長（cm）の二乗で割り算し（体重を身長で2回割ってもよい），最後に10倍して求めることもあります。

　カウプ指数（BMI）は年齢によって正常域が異なるため，判定に用いる際は注意しましょう。

●カウプ指数＝体重（g）÷身長（cm）÷身長（cm）×10

図3－11　カウプ指数の計算図表

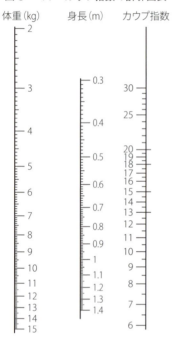

出所：小林美由紀編著『授業で現場で役に立つ！子どもの保健テキスト』診断と治療社，2018年。

図3－12　カウプ指数による発育状況の判定

（カウプ指数）	13	14	15	16	17	18	19	20
乳児（3か月以後）	やせすぎ		やせぎみ		普通		太りぎみ	太りすぎ
満1歳								
1歳6か月								
満2歳								
満3歳								
満4歳								
満5歳								

出所：巷野悟郎編『子どもの保健第7版追補』診断と治療社，2018年，カウプ指数による発育状況の判定。

| 現場では・・・ | **身体計測の大切さ** |

　保育所や幼稚園で行われる身長体重の測定の目的は，ただ単に身長と体重を測ることではありません。正しく計測を行い，体の成長の様子を知ることはもちろんですが，体の表面を定期的かつ容易に観察する機会でもあります。実際，とびひや水いぼなどの皮膚の病気，アタマジラミを発見することもあります。

　加えて近年増加している虐待（主に身体的虐待やネグレクト）の早期発見にもつながります。残念ながら，これらは決してニュースだけのものではありません。身体計測では裸や薄着になるので，服を着ている時には見えにくい体の部分（背中，太ももなど）を見ることができます。そのような場所に不自然な傷やあざはないか，衣服がきちんと洗濯されているか，お風呂に入っているかなどを観察します。服を脱ぐのを嫌がる，身体計測の日に休むことが多いなども気をつけなければいけないサインです。

　このほか，身体計測には子どもの発達や教育にとって良い面もたくさんあります。子どもが自分の体の成長を楽しみにすることは，自分の体に興味を持つ良いきっかけになります。**プライベートゾーン（プライベートパーツ）**について初めて伝える場にしてもよいのではないでしょうか。それは自分自身を大切にしたり，他の人も自分と同じように大切な存在であることを自然と学んで行く機会になります。また身体計測のたびに自分で洋服を脱いだり着たり，たたんだりすることは，指や脳の発達にもつながります。子どもの成長を知ることができる身体計測の結果を楽しみにしている保護者も少なくありません。

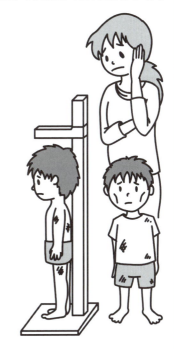

　このように身体計測にはさまざまな役目があります。子どもをよく観察し，小さな異変にも気づく力が，保育者には求められています。これらのことを心にとめて，身体計測を行ってもらいたいと思います。　　　　（田中）

用語解説　**プライベートゾーン（プライベートパーツ）**

　プライベートゾーン（プライベートパーツ）とは体のうち，主に「水着で隠れる部分」と「口」とあらわされ，性に関する部分が含まれます。体はどこも大切ですが，その中でも自分だけの特別に大切なところなので，見るのもさわるのも自分だけと伝えます。性暴力の被害から子どもを守るためにも，年齢に合わせて，まずは知ることからはじめるとよいでしょう。

第3章　子どもの心と体の健康状態の把握

> ワンポイントアドバイス　**体重が減少してしまう子どもへの対応**

　4月から入園したAちゃん（1歳2か月，男児）は小柄な体格で，給食も残すことが多く，遊びの途中で座り込んで休んでしまうなど気になる様子がみられました。

　4月の身体計測の結果は，身長74.6cm，体重9.1kg，カウプ指数は16.4，パーセンタイル値は身長25〜50パーセンタイル内，体重25〜50パーセンタイル内にありました。入園したばかりで環境に慣れていないことも考慮し，月1回の身体計測で様子をみることにしました。給食は，保育者が声をかけ口に運ぶなど時間をかけることで，少しずつ食べる量が増えましたが，遊んでいても，一人だけ遅れたり休んだりしてしまうことが続きました。母親に家庭での様子を確認してはいましたが，ゆっくり話を聞くことはできませんでした。5〜7月の身体計測では，身長は順調に伸びているものの体重が増えず，成長曲線を確認したところ心配な状況であったため，園長，看護師，母親で面談を行うことにしました。

　園長から園での子どもの様子と体重の停滞について伝え，母親に家庭での食事の様子を確認すると「家では食が細くほとんど食べません。食べないものはそのまま片付けています。」「どうしたら食べてくれるのかわからないんです。」と泣き出してしまいました。母親に「苦しかったね。」と声をかけ，「食事摂取量が落ち着くまでミルクで栄養を補強しながら，食が進む方法を一緒に考えていきましょう。」と提案しました。

　栄養士と相談して7月からミルクを給食に追加し，母親には送迎時や連絡帳を通して，園でよく食べるメニュー，好きなもの，園で工夫していることを伝えました。母親に対しても，「がんばっているね。」「食べてもらえてよかったね。」とねぎらう気持ちを伝えるようにしました。その結果，母親が子どもと向き合い，食事の時間を大切にするようになり，食が進むようになりました。10月の身体計測では身長と体重のバランスもとれてきたため，園でのミルクを中止しました。Aちゃんは，今では，給食を全部食べられるようになり，元気いっぱい友だちと走りまわれるようになりました。

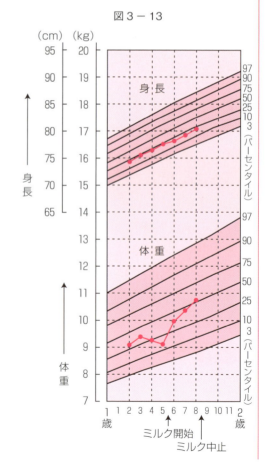

図3-13

このように，体格や食事量が気になる子どもについては，成長曲線やカウプ指数を継続的に見ていくことが必要です。合わせて，保護者の気持ちに寄り添いながら一緒に協力していくことが大切です。

表3-1　Aちゃんの身体計測値

	4月	5月	6月	7月	8月	9月	10月
年　齢	1歳2か月	1歳3か月	1歳4か月	1歳5か月	1歳6か月	1歳7か月	1歳8か月
身長（cm）	74.6	76.2	77.0	77.7	78.5	79.6	81.2
体重（kg）	9.1	9.5	9.3	9.2	10.0	10.4	10.9
カウプ指数	16.4	16.4	15.7	15.2	16.2	16.4	16.5

(両角)

2 発達の評価

　運動機能や精神機能の発達の評価は，各機能の成熟度を調べたり，直接テスト法や観察法，質問紙法などの**発達検査**を用いて確認することができます。よって，発達を評価する際には，確認したい子どもの発達状態に応じた検査方法を用いて検査する必要があります。発達評価は，以下の視点から行います。

- ●運動機能は原始反射の消失や粗大運動，微細運動の発達から
- ●精神機能は言葉，情緒，社会性などの発達から

　さまざまな角度から発達を評価することは，**発達に遅れがあるかもしれない子どもを早期にみつけるてがかり**になります。もし，発達に気になる点がみられる子どもがいた場合には，医療機関や地域の母子保健サービスなどを紹介し，これらの機関と園が連携しながら対応を行います。

（1）知能検査

　学習指導や就学指導，障害者認定などを行うために注意力や記憶力，語彙力といった側面から知的能力を測定する検査で，検査結果の表示方法の中で代表的なものに**知能指数**（IQ：Intelligence Quotient）があります。

- ●知能指数＝知能年齢÷生活年齢×100

　知能検査の代表的なものとして以下のような検査があります。

表3－2　主な知能検査の内容

検査名	適用年齢	検査内容
改訂版 鈴木ビネー知能検査	2歳～18歳11か月	年齢によって多岐にわたる質問項目より幼児から成人までの知能の全体像を個別的にとらえることができる。比較的短時間で検査ができ、道具も簡単で利用しやすい。
田中・ビネー式知能検査Ⅴ	2歳～成人	理解力、知識、解決力など認知能力を測る検査で、知能や発達の度合いを客観的に測定する。
KABC-Ⅱ	2歳6か月から18歳11か月	子どもの認知能力と知識や技能の習得度を確認し、得意な認知処理様式を見つけることにより教育的な働きかけに直結する。
ウェクスラー式知能検査 ・WIPPSI-Ⅳ ・WISC-Ⅳ ・WAIS-Ⅲ	3歳10か月～7歳1か月 5歳0か月～16歳11か月 16歳～89歳	IQに加えて、「言語理解」「知覚推理」「ワーキングメモリー」「処理速度」の指標で得意不得意を確認する。

（2）発達検査

子どもの発達状況への理解を深め，養育に役立てるための検査で，検査結果の表示方法の中で代表的なものに**発達指数**（DQ：Developmental Quotient）があります。

●発達指数＝発達年齢÷生活年齢×100

子どもの「運動」「身辺自立」「言語」などの領域別に発達状態を測定し，検査結果から子どもの発達状況やその特徴を把握するために行います。

発達検査の代表的なものとして以下のような検査があります。

表3－3　主な発達検査の内容

検査名	適用年齢	検査内容
遠城寺式乳幼児分析的発達検査	0～4歳8か月	移動運動，手の運動，基本的習慣，対人関係，発語，言語理解の6領域の発達をみる。
新版K式発達検査2020	0歳から成人	姿勢・運動領域，認知・適応領域，言語・社会領域，全体の4領域から判定する。
KIDS乳幼児発達スケール	0歳1か月～0歳11か月，1歳0か月～2歳11か月，3歳0か月～6歳11か月，0歳～6歳の4種類のタイプがある	運動，操作，言語理解，言語表出，概念，対こども社会性，対成人社会性，しつけ，食事の9種類の質問を行い判定する。
津守・稲毛式乳幼児精神発達診断法	0～12か月 1～3歳 3～7歳 の3部に分かれている	運動，探索・操作，社会性，食事・排泄・生活習慣，言語の5領域について観察に基づいて発達を診断する。
DENVERⅡ デンバー発達判定法	0～6歳	発達を「個人―社会」，「微細運動―適応」，「言語」，「粗大運動」の4分野に分類して評価する。

図3-14 DENVER II 記録表

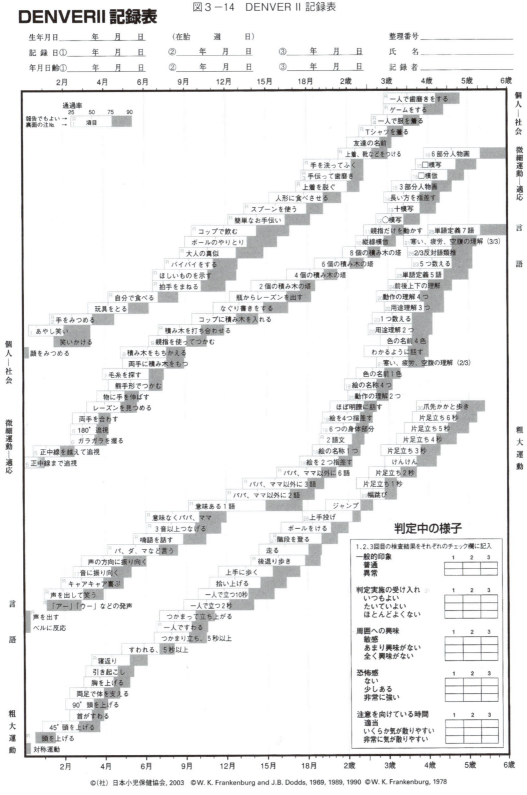

出所：(社)日本小児保健協会編『DENVER II―デンバー発達判定法　第2版』日本小児医事出版社，2009年。

3 健康診断

　園では，子どもの健康を守るために健康診断が行われます。健康診断では子どもの発育や発達の様子や各々の健康診断，検査から健康状態を総合的に評価し，健康の保持・増進，異常の早期発見，早期治療につなげていきます。一人一人の健康は，集団での健康を守るためにも大切です。

　保育所などの児童福祉施設では，児童福祉施設の設備及び運営に関する基準第12条により，入所時の健康診断と少なくとも1年に2回の定期健康診断，および臨時の健康診断を学校保健安全法に規定する健康診断に準じて行わなければならないとされています。幼稚園では学校保健安全法第13，15条により，園児と職員の健康診断が定められています。

　2016（平成28）年度からは学校保健安全法施行規則の一部改正を受け，健康診断の必須項目に「四肢の状態」が加えられ，座高や寄生虫卵検査が削除されました。座高が必須項目から削除されたことにより，発育の評価には身長曲線や体重曲線などの成長曲線を積極的に活用していくことが望まれています。また2021（令和3）年に文部科学省初等中等教育局健康教育・食育課から出された事務連絡においては，健康診断時の脱衣を伴う検査で児童生徒等の心情やプライバシーの保護にも配慮すること等が示されました。就学前の子どもにおいても子どもの気持ちを考慮して実施するようにしましょう。

　健康診断には，定期的に行われる健康診断の他，臨時の健康診断，就学時健康診断，職員の健康診断などがあります。健康診断がより有意義で的確なものになるよう，保護者から子どもの健康に関する情報を得る保健調査を行い，保育者は事前に子どもの既往歴や保護者が気になっていることを把握しておきます。併せて，日頃の保育の様子から気になることなどを医師に伝えながら，健康診断を進めるようにします。

（1）入所時の健康診断

　保育所などの児童福祉施設に入所した子どもに対して行うよう，児童福祉施設の設備及び運営に関する基準によって定められています。入所した子どもの健康状態を把握し，健康管理や保育に活用することを目的に行われます。

（2）定期健康診断

　学校保健安全法施行規則によると，健康診断は毎学年6月30日までに行われ，結果は21日以内に保護者に通知します。事後措置として疾病の予防処置を行い，治療

や必要な検査，予防接種等を受けるよう指示します。**健康診断票**は5年間保存します。最近は ICT 化が進み，各種データ管理も各園で工夫しています。

図3-15 健康記録

出所：神奈川県医師会『保育園における健康診断マニュアル2015』，2015年を参照し筆者改変。

園で行われる健康診断の主なものと発見される疾病や異常をいくつか挙げます。

●内科健診
栄養状態，脊柱や胸郭の疾病や異常，皮膚疾患，心臓の疾病や異常など

●運動器検診
四肢の形態，発育ならびに運動器の機能の状態など

●視力検査
近視や遠視などの屈折異常，弱視，不同視（左右の視力に大きな差がある）など

第3章 子どもの心と体の健康状態の把握　73

- ●色覚検査
  他の大勢の人と色が異なって見える，感じるなどの色覚の異常
- ●聴力検査
  難聴などの聴力障害
- ●歯科健診
  むし歯，歯周疾患，歯列(しれつ)(歯並び)や咬合(こうごう)(かみ合わせ)などの異常

(3) 臨時健康診断

感染症や食中毒が発生した時など，必要がある時に必要な検査の項目について行います。

(4) 就学時健康診断

翌年，就学する子どもを対象に，就学する前年の 11 月 30 日（学齢簿が作成された後，翌学年の初めから 4 か月前）までに行われます。就学後の健康診断と異なり，市区町村の教育委員会が実施主体となっています。

市町村教育委員会は，就学を予定している子どもの心身の状態を把握します。それにより，義務教育諸学校への就学にあたって，治療を勧告したり，就学指導を行うことで，適正な就学を図ることを目的としています。保育者も**子どもと保護者が不安なく就学できるよう援助することが大切**です。

2 保護者との情報共有

1 情報共有のあり方

保育者として，日頃，保護者と十分に情報を共有することは，非常に大切な営みの一つとなります。日頃，子どもが興味関心を示していることや遊びなど，園での子どもの様子を積極的に伝えていくことで，保護者も，子どもが園でどのように過ごしているかを知ることができ，安心感につながります。

最近では，保育の様子を，ドキュメンテーションを用いて**保護者と情報共有**する園も増えてきています。ドキュメンテーションには，写真や文字を用いて，子どもたちの遊びの様子や，その遊びをどのように展開しているかなどを記録していきますが，そのような園での姿を**見える化**することで，保護者との情報共有がスムーズに進むようになります。保護者と園との距離感を縮めていくことで，園と保護者の間に信頼関

係が構築され，園と保護者が共同で子どもを育んでいくことができるようになります。

　その他，アプリを用いて保護者と情報共有している園も増えてきています。中には，園で体に出てきた発しんの様子を，写真に撮って保護者に送ったり，園でけがをした際の傷の様子を写真で保護者に送るなど，電話だけでは伝えにくい状況を瞬時に送ることで，早めに保護者と情報共有ができ，保護者も納得した上で適切な対応をすることができたケースもあります。

　保護者との情報共有は，園から一方的に情報を提供するだけでなく，園での生活自体に保護者が興味関心を示し，**保護者側も園に進んで情報を提供したくなる関係性を構築していくことが大切**です。園と保護者が，一体となって子どもを育てていく環境を作っていけるよう，情報伝達の仕方や内容にも工夫が必要となるでしょう。

　なお，園から保護者に，子どもの体調等を連絡する際には，どこに連絡をすればよいか等，あらかじめよく確認しておきます。携帯電話に連絡することが良い場合もあれば，職場に電話した方が，「子どものお迎え」という理由で退社しやすいという場合もあります。いずれにしても，**保護者の連絡先については，常に連絡が取れるように確認しておく**必要があります。

> **ワンポイントアドバイス**　**連絡帳も上手に活用しよう**

　子ども一人一人の健康状態や性格などを把握するには，連絡帳を上手に活用することも一案です。とくに乳児クラスなどは毎日連絡帳を書いている園も多いことでしょう。園で過ごしている様子や好きな遊びについてなど，連絡帳に書く内容は多岐にわたりますが，体調の変化を記録するツールとしても活用することができます。もし子どもが園で体調を崩したら，その様子を連絡帳にも記入しておくとよいでしょう。園で「いつもより咳が多く出る」「なんとなく調子が悪そうなので検温した」など，保育時間中に保護者に連絡までして伝える必要はない状況であっても，経過を記入しておくことで，その後，体調に変化が現れた時にも，保護者に詳細を伝えることができます。園で様子をみている間に元気になった時などは，連絡帳に記入されていることをもとにお迎えの時に伝えればよいでしょう。体調が急変して早目のお迎えを依頼した時なども，体調の変化等を連絡帳に記録しておくことで，その後，保護者が子どもを病院に連れていった時に，昼間の様子を詳しく医師に伝えることができます。ただし，そのような体調の変化があった時は，連絡帳だけでなく**必ず保護者に直接伝える**ようにします。

　保護者にとって連絡帳は，子どもの成長記録でもあり，日中一緒に過ごせなかった子どもの様子を知る上でとても大切な役割を持っています。また，保護者との連絡ツールとし

てアプリなどを利用している場合は，子どもの湿しんの様子やケガの状態を写真付きで送信することもできます。どのようなツールを活用するにしても，子どもの状態や様子を伝えることで，保護者とのコミュニケーションを深めていきましょう。

(鈴木)

表3－4　連絡帳の例（1歳10か月，男児）

家庭より		
6月 22日 金曜日		

食事（量・内容）
夕食　ごはん，かれいの煮つけ，小松菜と油揚げのみそ汁，かぼちゃの煮物
朝食　食パン，目玉やき，野菜スープ，サラダ

機嫌　前夜　普通・良・悪　　今朝　普通・良・悪
排便　前夜　普通・軟・固　1回　　今朝　普通・軟・固　1回
睡眠　就寝 9:00　起床 6:20　検温 36.9℃　入浴 有・無

子どもの様子・連絡事項
少し便がゆるいようです。夕べも今朝もいつもより軟らかい便が出てしまいました。食欲はあり，きげんもいいです。鼻水も少し出るので，このまま体調をくずさないか心配です。

お迎え予定 18時 00分頃（　母　）　記入者　母

園より		

食事（量・内容）　おやつ（午前）　昼食　おやつ（午後）
機嫌　午前　普通・良・悪　午後　普通・良・悪
排便　午前　普通・軟・固　回　午後　普通・軟・固　回
午睡　：　～　：　　検温　：　℃
子どもの様子・連絡事項

記入者

♪　巻末のワークシート2を使って，連絡帳の記入方法を練習してみましょう。

2 保健だより

　園では，保護者に向けてさまざまなおたよりを発行しています。「保健だより」もその一つです。「保健だより」を発行することで，園と家庭，保育者と保護者が子どもの健康や病気について共に理解することができます。「保健だより」という名称で単独に発行していない場合でも，通常のおたよりの中に，その時々に気をつけてほしい保健的内容を入れるなどの工夫をするとよいでしょう。季節によってかかりやすい感染症があるため，その時期になる前に，あらかじめ注意してほしい内容等を伝えておくとよいでしょう。例えば，冬場に蔓延しがちな感染性胃腸炎については，流行する前に，「もし園で子どもが嘔吐した際は，感染拡大防止のために，汚れた衣類は園では洗わず，密封して家庭に返却する」といったことを，あらかじめ「保健だより」などを利用して伝えておきます。説明しておかないと保護者の理解が得られにくい内容こそ，その理由と共に，先に伝えておくことが大切です。

　また近年は，紙ベースの「保健だより」だけでなく，園で作成した「保健だより」

の画像を保護者向けに配信するなど，スマホ世代の保護者にとって，読んでもらえる情報提供の仕方を園側も工夫するとよいでしょう。

「保健だより」で伝えること
- 健康診断や歯みがき指導などの保健行事のお知らせ
- 子どもがかかりやすい病気やその季節に流行する感染症の紹介
- 「ハンカチを忘れないで」「爪を切りましょう」「少しでも朝ごはんを食べてきましょう」など，日頃から気になる生活上の基本的な習慣について
- 正しい手の洗い方，鼻のかみ方，食育に関する内容など

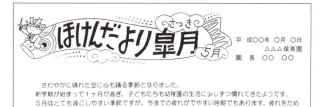

作成の注意点やポイント
- 季節にあったテーマを設定します。その時期にかかりやすい病気の予防方法や保健・衛生に関する注意点，季節（旬）の野菜の紹介などもよいでしょう。
- 親子で楽しめる内容（クイズやぬりえ，簡単な料理の紹介）を入れてもよいでしょう。
- イラストを入れたり，文字の大きさを工夫したり，写真を入れたりして，保護者が読みたくなる内容にします。
- 正確な情報を伝えるよう心がけます。出所がよくわからないインターネットなどの情報には，誤りがある場合もあります。情報は信頼できるもの（国が定めたガイドラインなど）を用いるようにしましょう。

3 保護者が園に集まる機会

園では保護者が園に集まる機会がいくつかあります。学年・クラス単位等で集まる保護者会もあれば，保護者も参加できる園全体の行事等もあるでしょう。このように，園に保護者が集まる機会は，園と保護者の距離を縮めるためにも重要な機会となります。

なるべく楽しいことを企画して保護者に集まってもらい，その中で，子どもの姿や遊びの状況等を保護者に伝えると同時に，保健的な内容でお願いしたいことなどを盛り込むようにしていくとよいでしょう。

　子どもたちの健康は，いずれは自分で守っていかなければなりませんが，まだ自己管理が難しい乳幼児期の子どもたちの健康は，保護者や保育者の関わり方で大きく左右されます。そのことを踏まえて，保護者が園に集まる機会には，遊びや子どもたちの姿を伝えるだけでなく，子どもが健やかに育つために重要な**保健的知識**（**予防接種の重要性，睡眠のとり方，食事について**）等も併せて伝えていくようにしましょう。

　そのためには，保育者自身も，日頃から子どもの心と体の健康について，意識を高く持つように心がけていくことが大切です。

ワンポイントアドバイス　保護者との関係づくり

　保護者が集まる機会では，保育者と保護者が，園での子どもたちの様子を伝え合うことができるチャンスです。子どもたちの家庭での様子を保護者に話してもらい，園での子どもたちの素敵な姿を伝えつつ，保育者と保護者の距離を縮めていくとよいでしょう。園での様子を一方的に伝えるだけでなく，日頃，子育てに関して困っていることなどを保護者に聞いてみるのも一案です。似たような経験をしている保護者がいることがわかったり，すでに同じような悩みを解決した保護者が良いアドバイスをしてくれたり，と保育者の采配によっては，保護者同士がお互い支え合う雰囲気が生まれることもあります。

　このような事例があります。少し元気すぎて乱暴な振る舞いをしがちなＡ君。クラスの中ではいたずらが多いので，友だちを困らせてしまうこともあります。そんなＡ君に対して，保護者たちはとまどい気味であることが伝わってきました。しかし，保育者がＡ君の保護者と話をした時，「家でもどうしたらよいか，とても困っています。叱っても，叱っても言うことを聞いてくれない。まわりのお友だちに迷惑をかけているのもわかるし，本当に申し訳ない思いです。」と話されま

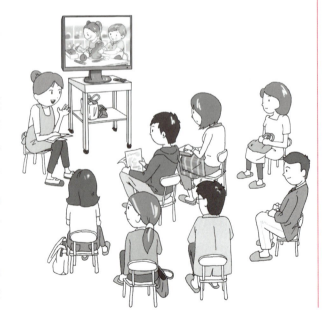

した。保育者はＡ君の良いところをたくさん保護者に伝えて，Ａ君の気持ちに寄り添ってみることなどを伝えました。そんな折に保護者交流会があり，「お子さんが成長したなと思うところ，逆に困っているなと思うところがあればお話してください。」というテーマを掲げました。Ａ君の保護者は，自分でもどうしたらよいかわからないことや，友だちに迷惑をかけてしまって申し訳ない気持ちでいっぱいであることなどを，涙ながらに話しました。それを聞いていた他の保護者からは「まだ子どもだし，いたずらしてしまうのはしかたないこと。Ａ君が元気いっぱいなのは，Ａ君のいいところなんだし，みんなで支えていこう。」といった話が出ました。ともすると，保護者同士がぎくしゃくしがちな状況でしたが，Ａ君の保護者の気持ちが，周りの保護者にも伝わったことで，クラスの保護者同士の雰囲気が変わっていきました。

　このように，保護者交流会は，単に保育者から保護者に園の様子を伝えるだけでなく，保護者からも話をしてもらうことで，保護者同士が共感したり，お互いに理解し合えることもあります。保護者の関係性によっては，かえってお互いの不信感を募らせてしまうこともあるため，こうした企画は慎重に進める必要がありますが，**クラス全体，園全体で，保護者と共に子どもを育てていく**といった雰囲気を作っていくことは，とても重要な視点であるといえるでしょう。その他，保護者が集まって対話できる場を作ったり，保護者が参加できるイベントを企画するなど，園と保護者が良い関係を構築していけるように心がけていきましょう。

（鈴木）

4 外国籍の保護者への配慮

　園には外国籍の保護者が在籍することがあります。そのような保護者に対しては，個別に配慮が必要な場合があります。とくに来日して間もない頃は，言葉や日本の習慣が十分にわからなくて戸惑うこともあります。おたよりにふりがなをふったり，個別に話をしたり，説明する機会を設けるなどして，子どもと保護者が不安なく園生活を送れるように支援していくことが大切です。外国籍の保護者は言葉の壁などから周りの保護者から孤立しやすいことがあります。普段から気にとめ，保護者に協力を求めるような園の行事には，積極的に参加してもらうよう声をかけることにより，周りの保護者と交流するきっかけができます。また，外国籍の家族の中には宗教上の理由で食べてはいけないものがあったり，神社やお寺などへ行ったりすることができない場合もあります。日頃の給食やおやつ，調理保育，散歩などの行事に際しては，保護者に事前に確認することや行事の意味をきちんと説明し理解してもらうことがトラブルを未然に防ぐためにも大切です。また，日本では当たり前の行為や習慣であっても，

国によっては不快な思いをする行為になることもあります。保育者はその国の文化などについて知っておくことも必要です。日頃の保育においても，その国の簡単なあいさつや文化を紹介する機会を設けるとお互いの国や文化を理解する良い機会となります。

3 子どもの健康状態の観察

　日常の保育において，子どもたちの健康状態を把握することは大変重要なことです。乳幼児は大人に比べて**免疫機能が未熟なため感染症にかかりやすく，病状も急変しやすい**という特徴があります。また集団保育の場においては一人の感染者が多くの感染者を発生させてしまう危険性があり，一人一人の健康観察をしっかり行うことが安心・安全な保育には欠かせません。

　そのためには，子どもたち一人一人の**平熱**や**既往症**など，その子どもの情報を常に把握しておく必要があります。

　とくにまだ発話のない乳幼児に対しては，子どもが発する言葉以外のシグナルをすばやくキャッチし，対応する力が求められます。例えば「耳が痛い」とまだ言えない子どもであったとしても，よく耳を触る，頭を振る，後ろから小声で呼んでも振り返らない，などのシグナルがあれば，耳に何らかの異常があるのかもしれないという意識を持って接する必要があります。

　「いつもと様子がちょっと違う」という気づきが，子どもの病気の早期発見につながります。泣きかたがいつもと違う，いつもより甘えてくる，いつもなら好んで食べるものを食べたがらない，など，ふだんと違う様子がみられたら，全身状態をよく観察したり，検温したりしながら注意深く様子をみるようにしましょう。

　次のページに**子どもの健康状態を把握するポイント**を挙げておきます。これらのポイントを常に頭においておきましょう。

　日常の保育の始まりは保護者が子どもを連れてくるところから始まります。登園時にいつもと違う様子はないかなど観察しましょう（登園前に怒られて来たのでしょんぼりしている，いつもより甘えて保護者から離れられずにいる，など）。また登園時は朝の忙しい時間ではありますが，必ず保護者に声をかけ，子どもの様子についてたずねるようにしましょう。また目につく場所に傷がないかなども登園時に確認します。見つけた場合は保護者にも前日の夜のできごとなどを聞き，園での対応などについて確認しておきます。登園時のケガの有無についての確認は，後で「園でできた傷か，自宅で

図3−16 子どもの健康状態を把握するポイント

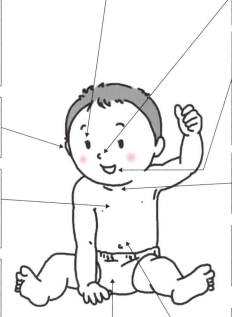

【機嫌】
機嫌が悪い・元気がない・いつもより甘えてくる

【顔・表情】
顔色がいつもと違う（青白い・赤い）・表情がぼんやりしている・視線が合わない・目つきがおかしい・無表情である

【耳】
痛がる・耳だれがある・耳をさわる

【胸】
咳や喘鳴がある（ゼーゼーする）・呼吸のたびに胸がへこむ（陥没呼吸）

【皮膚】
赤く腫れている・ポツポツと湿しんがある・乾燥してカサカサしている・水疱、化膿、出血している・紫斑がある・肌色が蒼白である・虫刺されで赤く腫れている・打撲のあざがある・傷がある

【尿】
回数、量、色の濃さ、におい、がいつもとちがう・血尿が出る

【目】
目に元気がない・目やにがある・目が赤い・まぶたが腫れぼったい・まぶしがる

【呼吸】
呼吸が速い・肩を上下させる・呼吸が苦しそう

【鼻】
鼻水がでる・鼻づまりがある・小鼻がピクピクしている（鼻翼呼吸）・くしゃみがでる

【口】
唇の色が悪い（紫色（チアノーゼ））・口の中が痛い・舌がいちごの様に赤い・口の中にブツブツができている・唇が荒れている

【のど】
痛がる・赤くなっている・声がかれている・咳がでる

【食欲】
普段より食欲がない・好きなものなのに食べたがらない

【睡眠】
泣いて目がさめる
目ざめが悪く機嫌が悪い

【お腹】
張っていてさわると痛がる・股の付け根が腫れている

【便】
回数、量、色の濃さ、におい、がいつもとちがう・下痢・便秘・血便が出る・白色便が出る

出所：こども家庭庁『保育所における感染症対策ガイドライン（2018年改訂版、2023（令和5）年5月一部改訂、2023（令和5）年10月一部修正）』「子どもの症状をみるポイント」より筆者改変。

第3章 子どもの心と体の健康状態の把握　81

できた傷か」といったトラブルをおこさないためにも有効です。登園時に見つけたケガについては，それについても記録しておきましょう。

4 体調の良くない子どもへの対応

　乳幼児期は免疫機能が未熟で抵抗力が弱いため，感染症にかかりやすく，体調が悪化しやすいという特徴があります。保育園は集団生活であるため，感染症にかかる機会が多くなりがちです。保育中に突然体調が悪くなる子どももいることでしょう。乳幼児は自分の体の状態を正確に伝えられないこともあるため，保育者は，乳幼児の特性や感染症に対する知識を正しく理解し，症状に合わせた適切な対応を，しっかりと把握しておきましょう。

発　熱

発熱

　子どもの発熱の多くは，感染症によるものです。感染症による発熱は，ウイルスや細菌などの病原体が体内に侵入して**体温調節中枢**が体温を上げるように指令を出すことで発熱します。体温が上がることで，体内のウイルスや細菌の増殖を抑えることができます。また，免疫細胞を活性化して，病原体であるウイルスや細菌への攻撃力を高めることができます。発熱は体を守るための防御反応なので，活気がなくぐったりしている，不機嫌で苦しそう，眠れない，食欲がないといったつらそうな様子がみられなければ，**むやみに解熱剤を使わない**ようにします。

　生後間もない乳児は，母体から胎盤を通して免疫（**移行抗体**）をもらっているため感染症にかかりにくい傾向にありますが，園での集団生活が始まると，さまざまな病原体にさらされることで，たびたび発熱してしまうこともあります。

　また，生後6か月〜5歳頃の子どもは急な発熱により熱性けいれんをおこす可能性もあります。焦らず対応できるよう，子どもの入園前の病気に関する情報（**既往歴**）を日頃から把握しておくことも必要です。

　この他，子どもの発熱には，体内で熱の放散が十分に行われず熱がこもってしまう，**うつ熱**があります。乳幼児は体温調節機能が未熟なため，外気温，室温，湿度，厚着，水分不足などによる影響を受けやすく，体温が簡単に上昇します。うつ熱の場合，水分補給を十分行い，涼しい環境を整えることで，熱が下がることがあります。

子どもが発熱した際は，発熱と同時にみられる他の症状や子どもの全身状態をよく観察して対応することが大切です。子どもの体温は一般的に大人よりも高く，例えば37.5℃を超えた場合は，熱の他に機嫌や食欲などの様子も合わせて観察し，朝食や水分が摂れていないなど全身状態がよくない場合は，登園を控えてもらいます。37.5℃以上の熱があっても，食欲もあり，機嫌も良く全身状態が良い場合は，登園を控える必要がないこともあります。平熱は個人差があるので，子ども一人一人の元気な時の平熱を知っておき，子どもの全身状態をよく観察して，個別に判断するようにしましょう。

園での対応

　発熱があり，発しんや咳など他の症状を伴う場合は，別室で保育するようにします。熱の上がり始めは，手足が冷たくなり，寒気を訴えることがあります。寒がるようなら，温めます。熱が上がりきって暑がる時は，衣服や寝具を薄いものにするなどして涼しい環境を整えます。脱水症状にならないよう，しっかり水分を補給します。微熱の場合は30分おきに検温して熱の上昇がないか経過を観察します。**38℃を超える場合は保護者に連絡**し，迎えにきてもらいます。お迎えまでの間は1時間ごとに検温し，**水分補給**を促します。汗をかいている場合は，体を拭いて着替えさせます。38℃以上の発熱の有無に関わらず顔色が悪く呼吸が苦しそうな時，意識がはっきりしない時，頻回な嘔吐や下痢を伴う時などは至急の受診が必要です。

　また，3か月未満児に38℃以上の発熱がみられる場合も，重篤な病気の可能性があるため，すぐに受診する必要があります。

　37.5℃以上の発熱がみられる子どもに**熱性けいれん**の既往歴がある場合は，けいれんがおきた時の連絡先や主治医からの指導内容を確認します。けいれんがおきた時には，あわてず，楽な姿勢を取らせ，吐いた物をのどに詰まらせないように**顔を横に向か**せます。5分以上経過してもけいれんがおさまらない時には，すぐに救急車を呼びます。

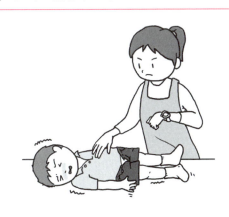

知っておこう！

体温測定（検温）のしかた

　乳幼児の場合，基本的には腋窩（わきの下のくぼんだところ）で測定します。わきの下に汗をかいている場合は汗をぬぐいます。体温計の先端が腋窩にあたるように，衣服の下から体温計を入れ，およそななめ45度の角度ではさみこみます。乳幼児はじっとしているのが苦手なので，保育者のひざの上にのせて測り，上から腕を押さえます。乳幼児が動かない工夫として，絵本などを読みながら行うと比較的おとなしく測定することができます。その他の測定部位としては，耳・口・直腸などがありますが，園では腋窩で測定するのが一般的です。検温をした後は，体温計を消毒します。　　　　　　　　　（鈴木）

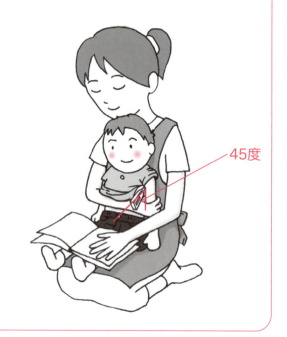

45度

表3-5　年齢別正常体温

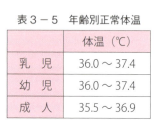

	体温（℃）
乳　児	36.0～37.4
幼　児	36.0～37.4
成　人	35.5～36.9

●熱性けいれん

　発熱を伴って突然**けいれん**をおこします。多くは生後満6か月～満5歳までの乳幼児期におこります。通常は38℃以上の発熱時のけいれんで，髄膜炎や脱水などによる症状やてんかんの発作とは区別されます。突然，身体を突っ張ったり，目が上転して（白眼をむくこと），意識がなくなったりします。たいていは5分以内に自然に止まり，後で障害などを残すことはほとんどありません。けいれんの予防のため37.5℃を目安に使用する坐薬が処方されていることがあります。既往歴がある場合は，熱が上がりはじめたら医師の指示を確認します。けいれんがおきた時は，落ち着いて対応するようにし，口の中に指や箸などは入れず，体をゆすったりしないようにします。もし**5分以上けいれん**が収まらなかったり，二度目のけいれんをおこしたりするようなら，単純な熱性けいれんではない可能性があるため至急受診します。

| 現場では・・・ | **けいれんがおきたときの対応** |

初めてけいれん発作に遭遇すると，とっさのことであわててしまいがちですが，まずはできるだけ落ち着くようにします。

① 平らなところに寝かせ，吐物が気管に入らないように顔を横に向け，衣服をゆるめます。
② けいれんのおきた時間を記録します。
③ 顔色，眼の位置，手足の動きが左右対称かを確認します。
④ けいれんが5分以内におさまるかを観察し，もし5分以上けいれんが収まらなかったり，二度目のけいれんをおこしたりしたときは，至急，救急車を要請します。

なお，口の中にスプーンや箸，タオルなどを入れるのは，かえって危険なのでやめましょう。　（鈴木）

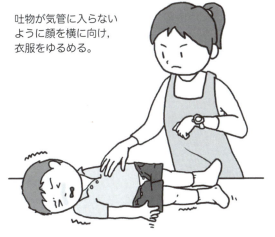

吐物が気管に入らないように顔を横に向け，衣服をゆるめる。

けいれんのおきた時間を記録し，5分以上続くようなら救急車を呼ぶ。

下痢

 腹痛　 下痢

　下痢とは，便中の水分量が増加し，泥状や水様性といった形のない便が出たり，排便回数が多くなる状態のことをいいます。

　子どもの下痢の主な原因は，ウイルスや細菌による感染です。発熱や嘔吐，白い便，血液が混じった便などの症状を伴う場合は感染性の胃腸炎を疑います。下痢をしている時は体内の水分や電解質が失われるため，吐き気や嘔吐がなければ経口補水液等を少量ずつこまめに飲ませます。また，食事は量を少なめにし，消化の良い食事にします。感染症による下痢を処理する時には必ず，マスク，手袋，エプロンを着用します。胃腸炎の症状が回復しても，便中に3週間以上ウイルスが排出されることがあるため，園での感染の拡大を防止するためにも，病後の子どもの排便援助やおむつ交換をした後は必ず石けんで手を洗いましょう。下痢便の刺激でおしりがかぶれやす

いので，洗い流すなどして清潔を保ちましょう。

その他に，母乳やミルクを飲んだ後に，毎回下痢になる**乳糖不耐症**があります。これは，ミルクに含まれる乳糖（ラクトース）を分解する消化酵素（ラクターゼ）の分泌が少なく，乳糖が消化吸収できないためにおこります。乳糖を含まないミルクに変えることで症状は改善します。

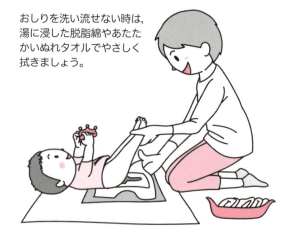

図3－17　おしりのケア
おしりを洗い流せない時は，湯に浸した脱脂綿やあたたかいぬれタオルでやさしく拭きましょう。

薬を飲んだことで下痢をすることもあります。病院で処方される抗生物質という薬を飲むことで，腸内細菌のバランスが崩れてしまい一時的に下痢になります。しかし，抗生物質は病気を治すために必要な薬です。保護者から相談を受けた時は自己判断で服薬を中止せず，**必ず医師に相談**するよう伝えましょう。

子どもは消化機能が未熟なため，食事の形態によってはゆるい便がでます。他の症状がみられず，機嫌がよく，食欲もあれば心配いりません。まずは，便の性状，色，臭い，回数，その他の症状の有無，機嫌，活気，食欲など全身状態を観察することが大切です。その他，飲んでいる薬，食事内容なども合わせて総合的に判断していきましょう。ただし，**2週間以上下痢が続く場合は慢性下痢症**の可能性があるため，機嫌が良く他の症状がない場合であっても一度病院を受診してもらいましょう。

園での対応

下痢を繰り返したり，発熱や嘔吐などの他の症状を伴う場合は，別室で保育します。**食事や水分を摂る刺激で下痢**をしてしまう時や，**腹痛**を伴う時，水のような便（**水様便**）が複数回みられる時はすみやかに**保護者に連絡**します。感染症であることを疑い，感染予防のため処理者は必ず，手袋，マスク，エプロンを着用し，下痢便のついたおむつはビニール袋に入れて処理します。便の処理後は，汚れた場所を次亜塩素酸ナトリウムで消毒します。処理後は石けんで手洗いをしますが，手指の消毒には次亜塩素酸ナトリウムは適さないため，消毒用エタノール等を用いて消毒します。なお，ぐったりしていて，嘔吐，腹痛などの他の症状がある時や，脱水症状がみられる時は，至急受診する必要があります。

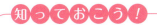

子どもは脱水をおこしやすい！

　子どもは，大人と比べて体内の水分量が多く，1日に必要な体重当たりの水分量も多いことから脱水をおこしやすいため注意が必要です。他にも，脱水をおこしやすい理由として，大人よりも不感蒸泄が多い，腎臓での尿の濃縮機能が未熟，自分から水分摂取することが難しいということがあげられます。このような子どもの特徴を理解して，発熱や嘔吐，下痢などにより体内の水分や電解質が失われやすい時，咳，鼻水などの呼吸器症状で哺乳や水分摂取が十分できない時には注意深く観察を行いましょう。脱水が進むと生命に危険をおよぼすこともあるので，子どもの小さな変化を見逃さないようにしましょう。

　国内における「小児急性胃腸炎診療ガイドライン」では，嘔吐や下痢の症状が始まったら，経口補水液を摂取する経口補水療法を速やかに開始することが推奨されています。水分が摂れない時やぐったりしていたり，意識がない時にはすぐに受診が必要です。

表3－6　脱水の重症度と症状

症状	軽度	中等度	重症
体重減少	乳児：5％未満 年長児：3％未満	乳児：5～10％ 年長児：3～9％	乳児：10％ 年長児：9％以上
意識状態	正常～少しうとうと	傾眠	ぐったり，意識がない
皮膚の緊張	つまむとすぐ戻る	ゆっくりと戻る	非常にゆっくり戻る
目の周り	正常	くぼんでいる	非常にくぼんでいる
涙	でる	少しでる	でない
大泉門（乳児）	平坦	陥没	非常に陥没
粘膜（口唇・舌）	乾燥	かなり乾燥	カラカラに乾燥
尿の量・色	正常～少し少ない	少ない・濃い	尿がでない
手足	正常～少し冷たい	少し冷たい	冷たい

出所：奈良間美保他『小児概論・小児臨床総論表』医学書院，2023年をもとに筆者改変。

（両角）

便　秘

腹痛
便秘

　便は，腸に長い時間停滞することで水分が吸収されて硬くなったり太くなります。そのために排便回数が少なくなることや，排便時に痛みで泣いたり，いきんでも排便できない状態を便秘といいます。また，便が腸にたまりすぎると少しずつ便が漏れ出ることがあります。小さくコロコロした便や少量の便が1日に何度もみられる場合も便秘の可能性を考えます。**排便リズム**には個人差があるため，軟らかい便が定期的に排泄できており，元気に活動ができていれば問題ありません。

　子どもの便秘は，体質的なものや不適切な生活習慣・食事などによる**機能性便秘症**（習慣性便秘症）であることが多いといわれています。原因としては，母乳から人工乳への移行や離乳食の開始といった**食事内容の変化**，**多量の発汗**，開始時期や内容が**不適切なトイレットトレーニング**，排便時の**痛みの経験**，入園やクラス替えなどによる**生活環境の変化**などがあります。ただし，新生児の便秘や治療をしているにも関わらず長引く便秘は，腸の病気や肛門奇形などの可能性も考慮し専門医の受診が必要です。

　慢性的な便秘は，直腸に便が溜まっている状態に慣れてしまい，治りにくくなります。早めに子どもの排便習慣を改善できるよう，園と保護者でこまめに情報交換を行い，協力していきましょう。

園での対応

　家庭では，なるべく早寝早起きを心がけ生活のリズムを整えてもらいます。園と家庭で相談して，子どもが1日の中でゆっくりトイレに座る習慣をつけるようにします。また，家庭での食事量や水分摂取量が少ない，メニューに偏りがあるなどの場合は，園の**栄養士や看護師と連携して食事指導**を行います。

　園での排便時に，緊張や痛みがみられる場合は，声をかけてリラックスさせてあげましょう。便の出が悪い時は，大腸の進行方向に沿って腹部に「の」の字を描くようにやさしくさするのもよいでしょう。

　病院で治療を受けている場合，腸の動きを活発にして，便を軟らかくする薬が処方されていることがあります。薬の効果を確認するために，飲んだ日時や回数と合わせて，子どもの様子や排便リズム，便の性状を観察することが大切です。排便時の状態は記録して，**保護者に伝え**ます。

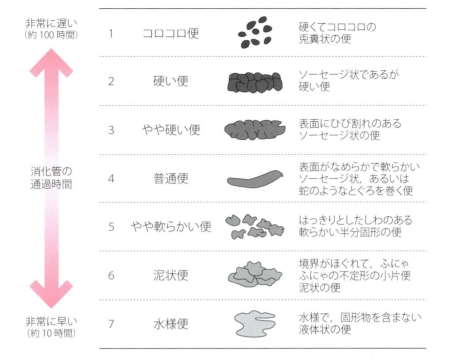

図3－18　ブリストル便形状スケール

非常に遅い（約100時間）	1	コロコロ便		硬くてコロコロの兎糞状の便
↑	2	硬い便		ソーセージ状であるが硬い便
消化管の通過時間	3	やや硬い便		表面にひび割れのあるソーセージ状の便
	4	普通便		表面がなめらかで軟らかいソーセージ状，あるいは蛇のようなとぐろを巻く便
	5	やや軟らかい便		はっきりとしたしわのある軟らかい半分固形の便
↓	6	泥状便		境界がほぐれて，ふにゃふにゃの不定形の小片便泥状の便
非常に早い（約10時間）	7	水様便		水様で，固形物を含まない液体状の便

出所：日本小児栄養消化器肝臓学会［編］『小児慢性機能性便秘症診療ガイドライン』診断と治療社，2013年，小児慢性機能性便秘診療ガイドライン作成委員会『こどもの便秘―正しい知識で正しい治療を　詳細版』。

用語解説　ブリストル便形状スケール（Bristol stool form scale）

英国ブリストル大学のHeaton博士が1997年に提唱した大便の形状と硬さで7段階に分類する指標であり，便秘や下痢の診断項目の一つとして使用されている。

嘔吐

嘔吐

子どもは吐きやすいという特徴があります。乳児期は，胃の形状が筒状の縦型で胃の入口の筋肉がゆるいため，ミルクの飲みすぎやせき込み，泣きすぎ，腹部の圧迫などにより簡単に嘔吐することがあります。幼児期は食べ過ぎや，泣きすぎ，不安や緊張により嘔吐することもあります。吐いた後，機嫌がよく，元気であれば問題ありませんが，発熱や下痢など他の症状を伴う場合は感染症を疑います。消化器以外の病気の可能性もあるため，全身状態をよく観察し対応しましょう。

第3章　子どもの心と体の健康状態の把握　89

園での対応

　子どもが嘔吐した時は，何をきっかけに吐いたかを確認します。感染症が疑われる時は，別室で保育を行います。**顔を横向き**にして寝かせ，安静にさせます。嘔吐物が口の中に残っている時は，丁寧に取り除きます。うがいのできる子どもの場合，うがいをさせるとよいでしょう。嘔吐してから少なくとも **30 分は様子をみて，吐き気がなければ水分を少量ずつ**摂らせます。嘔吐を繰り返す時や元気がなく機嫌や顔色が悪い時，吐き気が続く時，腹痛や下痢を伴う時は**保護者へ連絡**します。ぐったりしている時や血液やコーヒーのかすのようなものを吐いた時，脱水症状がみられる時は至急の受診が必要です。頭を打った後に嘔吐がみられ，意識がぼんやりしている時は，その場から動かさずに救急車を要請します。

　嘔吐物は，感染症の可能性を考慮し，適切な方法ですみやかに処理します。応援の職員を要請し，他の子どもが嘔吐物に触れないように移動させます。

現場では・・・　嘔吐物などの処理

　園では尿や便のお漏らし，嘔吐物などで床が汚れることが多々あります。排泄物や嘔吐物には感染源となるウイルスや細菌が含まれている場合もあるため，すばやく取り除き，消毒する必要があります。嘔吐物等が付着していた床とその周囲（半径2m程度）は，嘔吐物を取り除いた後，消毒薬（0.1％次亜塩素酸ナトリウム等）を染みこませた布やペーパータオル等で覆うか，浸すように拭いて消毒します。なお嘔吐物などが残っていると消毒効果が薄れるため必ず取り除くようにしましょう。

　処理をする時には，以下の点に気をつけます。
- 周りにいる子どもが嘔吐物等に触れないように気をつける
- 嘔吐物等を処理する時は，換気する → 空気中に漂うウイルスを減らすため
- エプロン・マスク・手袋等を着用する → 処理後はすぐにビニール袋に入れて処分する
- 処理を行った人が感染しないよう，処理後は十分に石けんで手洗いをし，うがいをする
- 嘔吐物等が付着した衣類を持ち帰る場合は，園では洗わず二重にしたビニール袋などに入れて密閉する

　保護者には感染拡大を防止するため，園で汚れた衣類を洗わないことをあらかじめ伝えておきます。実際に汚れた衣類を返す場合は消毒方法も合わせて伝えましょう。

　また，お漏らしをしてしまった子どもや吐いてしまった子どもが，からかわれたりしないよう心配りも忘れないようにしましょう。

表3－7　次亜塩素酸ナトリウム及び亜塩素酸水の希釈方法

消毒液	消毒する場所・物	濃度	希釈方法
次亜塩素酸ナトリウム（製品濃度が約6％）	・嘔吐物や排泄物が付着した床・物 ＊衣類等に嘔吐物や排泄物が付着した場合はこの濃度で使用	0.1％ (1,000ppm)	500mlのペットボトルにキャップ軽く2杯の消毒液を入れ，水道水で500mlに希釈する。
	・食器や衣類の浸け置き ・トイレの便座やドアノブ，手すり，床等	0.02％ (200ppm)	2Lのペットボトルにキャップ軽く2杯の消毒液を入れ，水道水で2Lに希釈する。
亜塩素酸水（製品濃度が約0.4％の場合）	・嘔吐物や排泄物が付着した床・物 ＊衣類等に嘔吐物や排泄物が付着した場合はこの濃度で使用	遊離塩素濃度100ppm含量　亜塩素酸として0.2％ (2,000ppm)	水1Lに対して約1Lの消毒液を入れる（2倍に薄める）。
	・食器や衣類の浸け置き ・トイレの便座やドアノブ，手すり，床等	遊離塩素濃度25ppm含量　亜塩素酸として0.05％ (500ppm)	水1Lに対して約143mlの消毒液を入れる（8倍に薄める）。

＊熱湯で希釈しないようにします。
＊希釈した消毒薬は，乳幼児の手の届かないところに置き，保管はせずに使い切るようにします。
＊希釈した消毒薬を入れた容器には「消毒薬・飲用不可」などの表示をします。
出所：こども家庭庁「保育所における感染症対策ガイドライン（2018年改訂版，2023（令和5）年5月一部改訂，2023（令和5）年10月一部修正）」を参照し筆者改変。

（田中）

咳

咳

　咳は，気道内に溜まった分泌物や外から侵入したウイルスやほこり等の異物を排除しようとする体の防御反応です。
　咳には，「コン，コン」という乾いた咳（**乾性咳嗽**）や，「ゴホッ，ゴホッ」という痰を伴う湿った咳（**湿性咳嗽**）があります。この他「ケン，ケン」と犬の遠吠えのような咳（**犬吠様咳嗽**）や気道が狭窄した時におこる「ゼーゼー，ヒューヒュー」といった呼吸音（**喘鳴**）が聞かれることもあります。激しい咳や長引く咳は，呼吸困難につながる重症な病気の症状である可能性もあるため，他の症状と合わせて，咳の様子や咳が続く期間を注意深く観察することが必要です。突然の咳きこみや呼吸困難に対しては，**異物誤嚥**の可能性があるため，異物を除去し，救急車を要請します。

第3章　子どもの心と体の健康状態の把握　91

園での対応

　発熱を伴う時は別室で保育します。**38℃以上の発熱**がある時，**咳や喘鳴（ぜんめい）で眠れない時，咳とともに嘔吐**がある時は，**保護者に連絡**します。
　痰（たん）がからんだ咳は，水分を摂ってのどを潤すことで痰がきれやすくなるため，**こまめに水分補給**をします。乳児は**立て抱き**にして背中をさすったり，背中を軽くたたいたり（**タッピング**）して，痰を出しやすくします。幼児は**前かがみの姿勢**をとらせると，呼吸が楽になることがあります（**起坐呼吸（きざこきゅう）**）。背中をさすったりタッピングを行ったりして，子どもが楽になるよう対応しましょう。なお午睡中は**上半身を高くして**寝かせます。部屋の換気を行い，湿度や温度を調整するとよいでしょう。

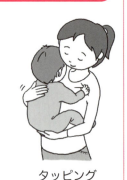
タッピング

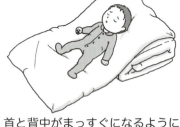
起坐呼吸（きざこきゅう）

首と背中がまっすぐになるようにして，上半身を高くして寝かせる

表3-8　正常な呼吸数のめやす

新生児	40～50回
乳児	30～40回
幼児	20～30回

発しん

発しん

　発しんとは，皮膚や粘膜にみられる色や形の病的な変化のことをいいます。発しんの出る原因は**感染症**などの病気によるもの，**アレルギー**，**皮膚への刺激**などさまざまです。発しんが現れた時は，時間とともに増えていないか，どこから出始めてどのように広がったか，どのような形状か，かゆみはあるか，痛みはあるか，発しん以外の症状はないかなどを観察します。合わせて，アレルギーや感染症の既往歴，予防接種歴についても確認します。

　発しんとともに発熱がみられる場合は感染症を疑います。**食べものを食べた後に発しんが出現した場合は食物アレルギー**を疑います。その後，腹痛や嘔吐，息苦しさなど複数の症状が現れた場合は食物アレルギーによる**アナフィラキシー**の可能性があり

ます。食物アレルギーは重篤になると**ショック状態**をおこすこともあるため，十分な観察と早めの対応が必要です（第4章第3節　食物アレルギー p.141 参照）。

園での 対応

　発熱を伴う場合や複数の子どもに同じような発しんがみられる場合は，感染症の可能性を考えて別室で保育します。体温の上昇や発汗によりかゆみが強くなることがあるため，換気をしたりエアコンを使用するなどして室温を調整します。爪が伸びている場合は，皮膚を傷つけないように短く切ります。寝具や下着は，皮膚に刺激の少ない木綿等のものを準備してもらうとよいでしょう。口の中に発しんが広がり水泡や潰瘍の痛みで食欲が低下した時は，おかゆやプリン，ヨーグルトなど，水分の多いものやのど越しの良いものを与えます。

　感染症の可能性がある場合は保護者への連絡が必要です。食物アレルギーによる**アナフィラキシーの可能性がある場合は，至急受診**します。

現場では・・・　保育園から保護者に電話をかけるときは…

　登園時は元気にみえた子どもが園で体調を崩してしまい，園から保護者へ連絡をすることがあります。園から電話がかかってくると保護者は少なからずびっくりします。「子どもに何かあったのではないか？」と電話に出る前から不安になります。電話では，子どもの姿が見えない分，保育者の説明が重要になります。正しく簡潔に伝えること，また必要以上に保護者に不安を与えないようにしましょう。

　電話をかけた際，保護者がすぐに出られない場合もあります。そのような時には，症状は落ち着いているので時間が空いたら連絡してほしいなど留守番メッセージや伝言を残すようにします。

　園によっては，それほど症状が重くない場合でも一度保護者に状況を伝えることがあります。様子を見ながら保育を継続する了承を得る場合もありますが，保護者が判断し迎えにくるという場合もあります。急な連絡でびっくりさせてしまわないよう，症状が軽い場合でも園から連絡をすることがあると事前に保護者に説明しておくとよいでしょう。

　子どもを迎えに来てほしい連絡をした場合でも，すぐに迎えに行きたいがなかなか仕事を抜けられないということもあります。保育者は保護者のそのような状況や，心

第3章　子どもの心と体の健康状態の把握　93

配したり焦ったりする気持ちも理解し寄り添いたいものです。また迎えに来てもらう際には慌てず安全に来てもらうよう伝えることも忘れないようにしましょう。

保育者はどのような状況でも一番に子どもの体のことを考え，保護者の状況に合わせて臨機応変に対応できるよう心がけたいものです。　　　　　　　　　　（田中）

参考文献

石和田稔彦他監修『日本小児呼吸器学会・日本小児感染症学会　小児呼吸器感染症診療ガイドライン2022』協和企画，2022年。

遠見才希子『はじめての「からだ」と「性」のえほん　だいじだいじどーこだ？』広済堂ネクスト，2021年。

公益財団法人日本学校保健会『就学時の健康診断マニュアル　平成29年度改訂』，2018年。

厚生労働省『平成22年　乳幼児身体発育調査報告書』，2011年。

厚生労働省『保育所保育指針』，2017年。

厚生労働省『保育所保育指針解説』，2018年。

厚生労働省『保育所におけるアレルギー対応ガイドライン（2019年改訂版）』，2019年。

巷野悟郎編『子どもの保健第7版追補』診断と治療社，2018年。

こども家庭庁「保育所における感染症対策ガイドライン（2018年改訂版）（2023（令和5）年5月一部改訂，2023（令和5）年10月一部修正）」，2023年。

小林美由紀編著『授業で現場で役に立つ！子どもの健康と安全演習ノート改訂第2版』診断と治療社，2021年。

小林美由紀編著『授業で現場で役に立つ！子どもの保健テキスト』診断と治療社，2021年。

小児救急看護認定看護師会「ホームケア指導」，2017年。（http://www.cn-pen.org/homecare/　2024年2月23日閲覧）

新保育士養成講座編纂委員会編『新　保育士養成講座　第7巻　子どもの保健　改訂3版』全国社会福祉協議会，2018年。

鈴木美枝子編著『これだけはおさえたい！保育者のための子どもの健康と安全［改訂二版］』創成社，2024年。

大地陸男『生理学テキスト第8版』文光堂，2017年。

玉川大学学術研究所K-16一貫教育研究センター幼児教育グループ『ICTを活用した子どもの学び・育ちの『見える化』ガイドライン』玉川大学，2019年。

中野綾美その他『小児の発達と看護　第7版』メディカ出版，2022年。

日本小児医療保健協議会栄養委員会小児肥満小委員会『幼児肥満ガイド』，2019年。

日本小児栄養消化器肝臓学会編集『小児慢性機能性便秘症診療ガイドライン』診断と治療社，2013年。

日本小児神経学会監修『熱性けいれん（熱性発作）診療ガイドライン2023』，2023年。

松岡真里「小児臨床看護学総論　第5章　症状を示す子どもの看護⑬　脱水」，奈良間美保他『小児看護学［1］小児看護概論・小児臨床看護総論　第14版（系統看護学講座（専門分野）【電子版】』医学書院，2023年。

文部科学省スポーツ・青少年局学校健康教育課監修『児童生徒等の健康診断マニュアル（平成27年

改訂版）』財団法人日本学校保健会，2015年。
輸液療法日本小児救急医学会 診療ガイドライン作成委員会編『エビデンスに基づいた子どもの腹部救急診療ガイドライン2017』，2017年。

第4章 子どもの病気の予防と適切な対応

1 子どものかかりやすい感染症

1 感染症とは

ウイルスや細菌，真菌などの病原体が人や動物などの体内に入り込み，その病原体が増えたり育ったりすることを感染といいます。また，感染によって何らかの症状が現れることを感染症といいます。体は，これらの異物（抗原）に対し，繁殖を抑えようと発熱したり，体外に病原体を出そうと咳や鼻水を出したりします。これらは，私たちの体が体内に侵入してきた病原体と闘っている証拠でもあります。この間に，体内では病原体を攻撃するための抗体が作られます。この抗体のおかげで，次に同じ病原体が体内に侵入してきた時，すぐにその病原体を攻撃することができます。このしくみを免疫といいます。この免疫のおかげで，体内に抗体が残っていれば，同じ病原体の感染を受けても発症しないことになります。

また感染症には，病原体が体内に侵入してから症状が出るまである一定の期間があり，その期間を潜伏期間といいます。また感染しても症状が出ない状態を不顕性感染といい，本人は健康状態を保っていても，病原体を保菌しているため，周囲に病原体を排出している場合があります。

なお感染経路には，飛沫感染，空気感染（飛沫核感染），接触感染，経口感染，血液媒介感染，蚊媒介感染などがあります（感染経路対策（p.123）を参照）。

これまで保育現場では，厚生労働省の保育所における感染症対策ガイドライン（2018年改訂版）が感染症対策の基本となってきました。免疫力が弱く，自分で十分に感染症対策がとれない乳幼児が集団で過ごす環境下での感染症対策は難しいものがあります。2019（令和元）年に発生した新型コロナウイルス感染症の流行時においては，保育者たちはウイルスの特性がよくわからない状況の中で感染症対策に追われま

した。このガイドラインも新型コロナウイルス感染症の発生に伴い，数回にわたり改訂や修正が行われています。

　2023（令和5）年4月には，こども家庭庁が設立され，これまで厚生労働省の子ども家庭局で行われていた事務がこども家庭庁に移管されました。これに伴い，2023（令和5）年5月には，こども家庭庁で一部改訂が行われ，現在は「保育所における感染症対策ガイドライン（2018年改訂版，2023（令和5）年5月一部改訂，2023（令和5）年10月一部修正）」が出されています。今後も感染症の情報や感染症対策の変更に伴い，さらに改訂や修正が行われるものと思われます。常に新しい情報に注意するようにしましょう。

> **知っておこう！**
>
> **新型コロナウイルス感染症の分類について**
>
> 　日本では感染症が広がらないための諸施策と，患者への差別や偏見がないように人権を尊重しながら適切な医療の提供を確保することを目的として，**感染症の予防及び感染症の患者に対する医療に関する法律**（以下，**感染症法**）が制定されています。
>
> 　感染症法では感染症を，感染力や重症度などにより「新感染症」，「指定感染症」，「新型インフルエンザ等感染症」，「一類感染症から五類感染症」の5つの感染症の計8つに分類しています。分類に応じて患者への対応や医療提供体制が異なり，危険度に応じた対応が可能となります。
>
> 　2019（令和元）年に発生した新型コロナウイルス感染症においても，はじめは指定感染症に分類されましたが，2021（令和3）年には新型インフルエンザ等感染症に含まれる新型コロナウイルス感染症として規定され，入院措置や外出自粛などの厳しい措置がとられました。日本では分類に合わせた対策を講じることにより，諸外国に比べ感染者数，死者数を抑えることができました。その後2023（令和5）年5月には，病原性の大きく異なる変異株の発生などがみられないことから分類が見直され，感染症法の位置付けが，二類相当から，季節性インフルエンザなどと同等の五類感染症に移行されました。分類が引き下げられたからといって，感染の再拡大がおきないとは限りません。また感染症対策を行わなくてもよいということではありません。引き続き，基本的な感染対策を行っていくことが重要です。
>
> 　さて，感染症法の分類とは別に，学校保健安全法施行規則では「学校において予防すべき感染症」として学校感染症を規定しています。学校感染症は症状の重症度によって，第一種，第二種，第三種感染症に分類され，出席停止や臨時休業などの措置がとられています（p.132参照）。新型コロナウイルス感染症は，はじめは第一種感染症でしたが，2023（令

和5）年に五類感染症に移行されたことを受け，学校感染症の分類では第二種感染症になりました。これに伴い，出席停止期間も「発症した後5日を経過し，かつ，症状が軽快した後1日を経過するまで」と変更されています。 （田中）

知っておこう！

ウイルスと細菌の違い

●ウイルス

電子顕微鏡を使わないと見えないくらい小さく，10万〜100万分の数mmくらいの大きさです。ウイルスは自分で細胞を持っていないので，人間や動物などの生きている細胞に入り込んで，その細胞の機能を奪い増殖していきます。ウイルスはもともと細胞を持たないので，細胞を壊すはたらきの抗菌薬は，ウイルスに対しては効き目がありません。一部のウイルスに対しては，ウイルスの増殖を抑制する抗ウイルス薬があります。

●細　菌

大きさは1000分の1mmくらいで，顕微鏡で見ることができます。細菌は自分で細胞を持っているため，細胞分裂をしながら自力で増殖することができます。細菌に対しては，細菌と人の細胞の構造や機能の違いを利用して作られた抗菌薬（いわゆる抗生物質）が有効です。抗菌薬は，細菌の細胞を壊すなどして細菌の増殖を抑えるはたらきがあります。

2 主な感染症

麻しん（はしか）
(measles)

    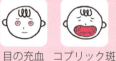

発熱　発しん　咳　目の充血　コプリック斑　定期接種 MR

病原体	麻しんウイルス	潜伏期間	8〜12日	学校感染症	第二種感染症
感染経路	飛沫感染，接触感染および空気感染（飛沫核感染）					
出席停止期間	解熱後3日を経過するまで					

　非常に感染力が強く，かかると重症化しやすい疾患です。免疫を持っていない人が感染するとほぼ全員が発症するといわれています。発しん前の咳の出始めの頃が，もっとも感染力が強いといわれており，高熱，咳，鼻水などの症状のほか，目の充血や目やになどもみられます。最初，高熱が出ますが，いったんやや下がり，再び高熱が出ます。その頃，口の中の粘膜にコプリック斑という白い斑点がみられます。その後，

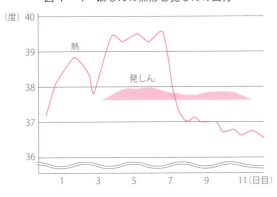
図4－1　麻しんの熱形と発しんの出方

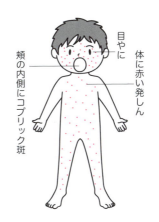

発しんが顔や首から体全体に広がります。発しんは赤みが強く，やや盛り上がっており，消えた後に褐色（こげ茶色）の色素沈着がみられます。通常7～9日ほどで回復しますが，重症になることもあり，脳炎や肺炎などを合併すると死に至ることもあります。また後遺症が残ることもあります。妊婦が罹患すると，子どもに感染する場合もあります。マスクや手洗いでも感染を防ぐことは不十分なので，保育者は予防接種の重要性について認識しておく必要があるでしょう。

　なお，2015（平成27）年3月に，日本は麻しんの**排除状態**（日本にもともといる麻しんの株による感染が3年間確認されない状態）にあることが認定されました。しかしその後数年，国内において麻しんの感染者が増加しました。海外では今も麻しんが流行している国があり，この流行は海外渡航者などにより国外から持ち込まれた麻しんウイルスによるものです。新型コロナウイルス感染症の流行も影響し，2020（令和2）年には麻しんの感染者は再び大きく減少しましたが，2023（令和5）年5月の時点で前年の感染者をこえる感染者が報告され，今後，国内においても国外から持ち込まれる麻しんウイルスによる感染者の増加が懸念されます。

園や家庭での対応

　有効な治療法はないため，**予防接種**（定期接種）をしておくことが大切です。**1歳**になったらなるべく早く**麻しん風しん混合（MR）ワクチン**を接種します。**小学校就学前**の1年間に2回目の接種を行います。

　園では入園前に麻しんワクチンの接種歴があるか，また麻しんの既往歴があるかを確認し，未接種や未罹患である場合は，入園前にワクチンを接種しておいてもらうよう勧めます。

　また麻しんは感染力が非常に強いため，園内で一人でも発症したら，すぐに他の

第4章　子どもの病気の予防と適切な対応　99

園児と職員全員の予防接種歴や罹患歴を確認します。未接種や未罹患の人がいる場合は，**72時間以内にワクチンを緊急接種すると発症を予防できる可能性がある**ため，嘱託医にすみやかに相談し適切な対応を取ります。

インフルエンザ
(Influenza : the Flu)

 発熱 咳 鼻水 任意接種 インフルエンザ

病原体	インフルエンザウイルス	潜伏期間	1～4日	学校感染症	第二種感染症
感染経路	飛沫感染，接触感染					
出席停止期間	発症した後5日を経過し，かつ解熱した後3日（小学生以上は2日）を経過するまで				

突然の39～40℃の高熱の他，倦怠感，食欲不振，関節痛や筋肉痛，のどの痛み，鼻水，咳，嘔吐，下痢，腹痛がみられることもあります。通常1週間ほどで回復しますが，脳症を併発するとけいれんや意識障害をおこして死に至ることもあります。その他の合併症としては，気管支炎，肺炎，中耳炎，急性脳症などが挙げられます。

園や家庭での対応

手洗いなどをしっかり行い，患者の唾液，鼻水等が付いた場合は，手洗いの後に**消毒用エタノール等で消毒**します。飛沫感染対策としては，マスクの着用など咳エチケットを実施します。園では加湿器等を用いて室内の湿度を60％くらいに保ちます。またインフルエンザが流行する前に予防接種（任意接種）を受けるように勧めます。生後6か月から接種可能で，13歳未満は2回接種するとよいとされています。インフルエンザの予防接種は，接種することで発症率の低下や重症化の予防が期待できるといわれています。予防接種の効果の持続期間は約5か月なので，予防接種は毎年受ける必要があります。

治療にはインフルエンザウイルスに対して効果を発揮する抗インフルエンザウイルス薬（リレンザ，イナビル，タミフル，ラピアクタ，ゾフルーザ）が有効です。重症化した場合や合併症を併発した場合は，救命できても後遺症を残すことがあるので，悪化した時は再度受診したほうがよいでしょう。

新型コロナウイルス感染症（COVID-19）

 発熱　 呼吸器症状　 頭痛　 倦怠感　鼻水　味覚症状　 任意接種 新型コロナ

病原体	新型コロナウイルス（SARSコロナウイルス2）	潜伏期間	約5日間，オミクロン株では短縮傾向にあり，中央値は約3日	学校感染症	第二種感染症
感染経路	飛沫感染，エアゾル感染，接触感染				
出席停止期間	発症した後5日を経過し，かつ，症状が軽快した後1日を経過すること。 ＊無症状の感染者の場合は，検体採取日を0日として，5日を経過すること。				

　2019（令和元）年に中国で発生した新しいウイルスによる感染症です。感染すると発熱，呼吸器症状，頭痛，倦怠感，消化器症状，鼻水，味覚症状，嗅覚症状がみられます。無症状のまま経過することもあります。重症化した人や死亡した人の割合は年齢により異なり，若年齢者では低く，高齢者や基礎疾患のある人では高い傾向にあります。発生した頃にくらべると，重症化や死亡する割合は低下しています。

園や家庭での対応

　軽症の場合は，経過観察のみで自然に軽快する場合が多く，熱が高い場合などは解熱薬等の対症療法を行います。基本的な感染対策は，手洗いなどにより手指を清潔に保つことや換気を行うことです。流水による手洗いでもウイルスの数はかなり減らすことができますが，十分に手洗いが行えない場合はアルコール消毒液による消毒も有効です。感染予防にはマスクの着用も有効とされていますが，2歳未満の乳幼児のマスクの着用については，窒息や熱中症のリスクが高まることから薦められていません。2歳以上の子どもについても，マスクの着用は一律に求めていません。

　新型コロナウイルスワクチンは，2023（令和5）年9月20日現在，日本国内に住民登録のある生後6か月以上の人が対象になっています。生後6か月から5歳の子どもに対しては，オミクロン株対応1価ワクチン（**メッセンジャーRNA（mRNA）ワクチン**（p.128参照））を使用します。生後6か月以上4歳以下の子どもについては，初回接種（1〜3回目接種）と追加接種を実施しています。5歳以上11歳以下の子どもに対しては初回接種（1・2回目接種）と追加接種を実施しています。なお，全額公費による接種は，2024（令和6）年3月31日で終了し，2024（令和6）年4月以降，乳幼児は任意接種となりました。

　新型コロナウイルスワクチンについては，今後，接種スケジュールが変更になることがあるため，事前に最新の情報を確認するようにしましょう。

> **ワンポイントアドバイス**　**新型コロナウイルス感染症の小児の特徴**
>
> 　新型コロナウイルス感染症は，2023年5月8日に感染症法上五類に移行されましたが，世界的な流行は今も続いています。国内でも2023年夏季に第9波がおこり，今後も感染の波が繰り返されることが予測されています。日本小児科学会の調査では，デルタ株の流行前には小児の無症候性感染者の割合が40%を占めていましたが，オミクロン流行期では10%まで減少し，37.5℃以上の発熱を認める小児患者の割合が80%前後にまで上昇しました。子どもは軽症のことが多いとされていますが，2歳未満と基礎疾患のある小児患者には重症化リスクがあることも報告されています。また，国立感染症研究所が2022年1月〜9月に行った調査報告によると，子どもの死亡例による症状は，呼吸器症状以外では，悪心・嘔吐（46%），意識障害（42%），痙攣（36%），経口摂取不良（22%）などの割合が高く，子どもに関しては呼吸器症状以外の全身症状の出現にも注意を払う必要があります。基礎疾患がない子どもにおいても，特に発症後1週間の症状の経過観察が重要であることが報告されています。
>
> 　保育所は2歳未満の子どもが多く在籍しており，**インクルーシブ保育**として医療的ケア児や障がい児を受け入れている園も増えています。保育者は子どもの命を預かるという意識を常に持ち，今後も気を緩めずに感染症対策を行っていきましょう。また，新型コロナウイルス感染症から回復後の子どもを預かる際は，食欲や水分の摂取状況も含めて子どもの**全身状態を十分観察**するようにしましょう。　　　　　　　　　　　　　　　　（両角）
>
> 診療の手引き編集委員会「新型コロナウイルス感染症診療の手引き第10.0版」，2023年。

用語解説　**インクルーシブ保育**

　障がいの有無，年齢，性別，国籍などにかかわらず，さまざまな特性を含む子どもたちが，共に学び豊かに成長していくことをめざす保育。2023（令和5）年4月から児童福祉施設の設備及び運営に関する基準等の一部を改正する省令が施行され，保育所と児童発達支援事業所が併設されている場合，各事業の基準を満たしていれば，保育士の交流や保育室の共用が行えるようになりました。これにより，多様な特性を持つ子どもの一体的な保育が可能となり，園での取り組みの幅が広がることが考えられ，インクルーシブ保育がより一層推進されることが期待されています。

風しん（rubella）

 発熱
 発しん
 リンパ節の腫れ
 定期接種 MR

病原体	風しんウイルス	潜伏期間	16～18日	学校感染症	第二種感染症
感染経路	飛沫感染，接触感染				
出席停止期間	発しんが消失するまで				

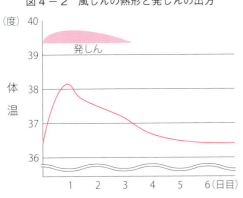

図4-2 風しんの熱形と発しんの出方

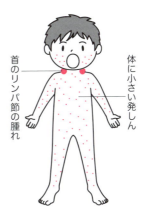

　麻しんに似たピンク色の細かい発しんが顔や首から全身へと広がりますが，麻しんほど重症にならず，熱も発しんも約3日間で治まります。発熱があり，リンパ節が腫れて痛みを訴えます。合併症としては脳炎や関節炎をおこすことがあります。とくに妊娠初期の妊婦が感染すると，胎児に感染して**先天性風しん症候群**という先天異常がみられることがあり，低出生体重児，白内障，聴力障害，心臓の異常や精神運動発達遅滞などがみられます。

　2012（平成24）年から2014（平成26）年に全国的な大流行があり，1万4千人を超える感染者が報告され，先天性風しん症候群も45名報告されました。その後，全国的な流行はみられていませんでしたが，2018（平成30）年に40代から50代の男性を中心に再び流行が報告されました。この理由として，この世代の男性が公費でワクチンを受ける機会がなかったことが考えられます。これを受けて厚生労働省は2019（令和元）年から2024（令和6）年度まで，これまで風しんの予防接種を受けていない男性を対象に，風しんの抗体検査や予防接種を原則無料で受けられるようにしています。

第4章　子どもの病気の予防と適切な対応　103

園や家庭での対応

　有効な治療法はありませんが，通常は軽症で自然治癒します。先天性風しん症候群には注意が必要で，**麻しん風しん混合（MR）ワクチン**を接種してあるかを確認し，1歳以上で未接種の場合は接種を強く勧めます。0歳児には，1歳になったらすぐにワクチンを接種するよう勧めます。5歳児（年長組）の1年の間に第2期接種をするよう勧めます。

　園内で一人でも発症したらすぐに他の園児と職員全員の予防接種歴や罹患歴を確認します。未接種や未罹患の人がいる場合は，嘱託医にすみやかに相談し，ワクチンの緊急接種を実施するかどうかも含め検討します。園に送迎する保護者が妊娠している場合もあるため，先天性風しん症候群に関する情報を伝えて注意を促します。保育者も感染するリスクが高いので，風しん抗体のない人はワクチンを接種しておきましょう。

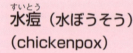 **水痘（水ぼうそう）** (chickenpox)

 発熱　 発しん　 水泡　 かゆみ　 定期接種 水痘

病原体	水痘・帯状疱しんウイルス	潜伏期間	14〜16日	学校感染症	第二種感染症
感染経路	飛沫感染，空気感染					
出席停止期間	すべての発しんが痂皮（かさぶた）化するまで				

　非常に感染力が強いという特徴があり，免疫を持っていない人は感染するとほぼ全員が発症するといわれています。始めは紅斑（赤い発しん）が体から首のあたり，顔などにあらわれます。それが丘しん，水疱（水ぶくれ），膿疱，黒いかさぶたと変わり（**痂皮化**），各段階の発しんが混在するのが特徴で，強いかゆみを伴います。肺炎，脳炎，肝炎，ライ症候群（急性脳症）などを合併することもあります。**水痘・帯状疱しんウイルス**は，初めて感染すると**水痘**となりますが，治ったあとにもウイルスは神経節に潜んでおり，免疫が低下した時に神経に沿って小さな水疱が出る**帯状疱しん**をおこすことがあります。妊婦が感染すると出生児に**先天性水痘症候群**という先天異常を生じることがあります。

図4-3　水痘の発しんの出方

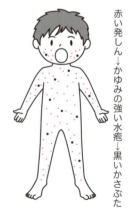

赤い発しん→かゆみの強い水疱→黒いかさぶた

園や家庭での対応

　予防接種があり，2014（平成26）年10月より，定期接種化されたため，ワクチンの接種率が高まり，水痘の発生は減少しています。1歳以上で未接種・未罹患の場合は，ワクチン接種を勧めます。0歳児には，1歳になったらすぐにワクチン接種を勧めます。水痘は非常に感染力が強いので，園内で一人でも発症したら発症者の隔離だけでは感染の拡大を防ぐことは困難です。そのため，他の園児の予防接種歴や罹患歴を確認します。未接種や未罹患の人がいる場合は，すみやかに嘱託医に相談し，適切な対応を取ります。

　また，分娩5日前〜分娩2日後に母親が水痘を発症すると，出生児が重症水痘で死亡することがあるので，それらの情報を保護者に伝えて注意を促します。

流行性耳下腺炎（おたふくかぜ）(mumps)

発熱　耳下腺のはれ　任意接種 おたふくかぜ

病原体	ムンプスウイルス	潜伏期間	16〜18日	学校感染症	第二種感染症
感染経路	飛沫感染，接触感染				
出席停止期間	耳下腺，顎下腺，舌下腺の膨張が発現してから5日経過し，かつ全身状態が良好になるまで				

　発熱と唾液腺（耳下腺・顎下腺・舌下腺）に腫れや痛みがみられます。唾液腺は始め片側が腫れ，数日してから反対側が腫れることが多くみられます。腫れた部分に痛みを伴い，唾液の分泌により痛みが増します。無菌性髄膜炎，難聴，精巣炎，卵巣炎などの合併症があります。妊婦が感染すると流産する可能性があります。

園や家庭での対応

　有効な治療法がなく，対症療法を行うしかないため，予防接種（任意接種）をしておくとよいでしょう。ムンプスウイルスワクチンを含むワクチンを2回接種している国では流行性耳下腺炎が99％減少していることから，日本小児科学会は，おたふくかぜワクチンの2回接種を推奨しています。また**不顕性感染**（感染していても症状が現れない状態）でも唾液中にウイルスが排出されており，単に患者を隔離するだけでは流行を阻止することは難しいといわれています。

結　核
(Tuberculosis：TB)

 発熱　 咳　 痰　 定期接種 BCG（スタンプ）

病 原 体	結核菌	潜伏期間	3か月～数10年	学校感染症	第二種感染症
感染経路	空気感染				
出席停止期間	医師により感染のおそれがないと認められるまで				

　潜伏期間は一定ではなく，6か月以内の発病が特に多いといわれています。主な感染経路は空気感染です。乳幼児では特に家族内での感染が多いといわれています。

　全身に病変がみられますが，特に肺に病変がみられることが多く，発熱，咳，痰がみられます。小さな子どもの場合は発熱以外にはっきりした症状があらわれないこともあります。重症になると，3～4歳以下の子どもは重い肺結核である粟粒結核や結核菌が髄膜に達して発病する結核性髄膜炎をおこすことがあります。

🌸 園や家庭での対応

　BCGワクチンが，発症予防や重症化の予防につながります。定期接種期間が生後1歳未満なので，計画的に接種を済ませるようにします。ただし，先天性免疫不全の乳児への接種は回避すべきなので，生後3か月以降の接種が望ましいといわれています。標準的には生後5か月～8か月未満での定期接種が実施されています。

　園内で一人でも発症した時は，保健所や嘱託医などに知らせて対応を協議します。

　出席停止期間は医師により感染のおそれがないと認められるまでです。目安は，3日連続で喀痰または早朝空腹時の胃液の塗抹検査（スライドグラスなどに痰を塗りつけて染色し，病原体の有無などを調べる検査）が陰性になるまでです。それ以降は抗結核菌薬による治療中であっても登園は可能となります。

咽頭結膜熱（プール熱）
(Pharyngocojunctival fever：PCF)

 発熱　 のどの痛み　 目の充血

病 原 体	アデノウイルス	潜伏期間	2～14日	学校感染症	第二種感染症
感染経路	飛沫感染，接触感染				
出席停止期間	発熱，充血等の主な症状が消失した後2日を経過するまで				

　主な症状は，39～40℃の高熱，のどが腫れて痛む咽頭炎，扁桃腺炎と充血や目や

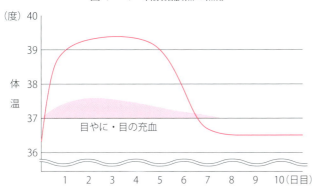

図4-4 咽頭結膜熱の熱形

になどの結膜炎です。のどの痛みや頭痛，食欲不振を訴えることもあり，これらの症状が3〜7日間続きます。首や後頭部のリンパ節が腫れることもあります。塩素消毒が不十分なプールの水を介して感染することもあるためプール熱とも呼ばれますが，プールでの感染よりも接触感染によって感染することが多いとされています。1年を通して発生しますが，特に夏を中心に流行します。

園や家庭での対応

手洗いなどの一般的な予防法を行い，ドアノブやスイッチなども消毒します。目やになどが感染源となるため，流行時はタオルなどの共用を避け，使い捨てペーパータオルなどを利用しましょう。感染の原因となるアデノウイルスは乾燥にも強いため，流行時は遊具の消毒を行う必要もあります。

プールでの感染を防ぐためプールは塩素消毒を行います。プールの前後はシャワーで体を流し，おしりも洗いましょう。治った後も長時間，便からウイルスが排出されているため，排便後やおむつがえの後には石けんを使い，流水で丁寧に手を洗います。

流行性角結膜炎

 目やに・なみだ目　 充血

病原体	アデノウイルス	潜伏期間	2〜14日	学校感染症	第三種感染症
感染経路	飛沫感染，接触感染					
出席停止のめやす	結膜炎の症状が消失していること					

角膜炎と結膜炎が合併する目の感染症です。まぶたが腫れ，目の充血，目やに，なみだ目などの症状が出ます。幼児の場合，目に膜が張ることがあります。片方の目で発症した後，もう片方の目に感染することもあります。1年を通して発生しますが，夏を中心に流行します。

園や家庭での対応

　ワクチンや有効な治療法がないため、対症療法を行います。ほとんどの場合、自然に治癒します。主にアデノウイルス8型が原因となるため、同じくアデノウイルスが原因となる前述の咽頭結膜熱（p.106）と同様の対応を取ります。

百日咳（ひゃくにちせき）
(Whooping cough : pertussis)

咳

定期接種/DPT-IPV-Hib

病原体	百日咳菌	潜伏期間	7〜10日	学校感染症	第二種感染症
感染経路	飛沫感染、接触感染				
出席停止期間	特有の咳が消失していること、または5日間の適正な抗菌薬による治療が終了するまで				

　連続したコンコンコンという短い咳の後、ヒューと笛を吹くような音を立てながら息を吸う**レプリーゼ**という咳をするのが特徴です。この特有の咳が2〜3週間から数か月にわたって続くことがあります。生後6か月以下、特に3か月未満の乳児では呼吸ができなくなる無呼吸発作から呼吸停止になることがあるので注意を要します。感染のおそれのある期間は、咳が出始めてから4週目頃までで、抗菌薬を飲み始めると5日程度で感染力は弱くなります。

園や家庭での対応

　発症した場合には抗菌薬で治療が行われます。手洗いの励行の他、咳が出ている子どもにはマスクを着用してもらいます。呼吸器症状が出ている保育者や子どもは乳児と接触しないようにしましょう。予防接種（定期接種）である**五種混合ワクチン**（ジフテリアワクチンを、百日せき、破傷風、不活化ポリオ、ヘモフィルスインフルエンザ菌b型（Hib）の各ワクチンと混合したワクチン）が、2024（令和6）年4月から接種できるようになりました。生後2か月から接種できるため、未接種の場合は、接種するよう勧めます。

腸管出血性大腸菌感染症
(O157, O26, O111等)

腹痛

下痢

嘔吐

血便

病原体	ベロ毒素を産生する大腸菌	潜伏期間	10時間〜6日 O157は3〜4日	学校感染症	第三種感染症
感染経路	経口感染、接触感染				
出席停止のめやす	医師により感染のおそれがないと認められるまで				

菌に汚染された生肉，水，生乳（せいにゅう），生野菜等による経口感染や接触感染により感染します。

激しい腹痛や，水様便（水のような便），血便などの症状がみられます。合併症としては溶血性尿毒症症候群や脳症をおこすことがあります。

患者の8割が15歳以下で，子どもと高齢者は重症化しやすくなります。保育所においても毎年，集団発生が報告されており，死亡例もあるので注意が必要です。

園や家庭での対応

下痢，腹痛，脱水に対しては水分補給や点滴を行います。下痢止め薬は，毒素の排泄を妨げてしまうため使用しません。手洗いをしっかり行い，トイレ等を消毒します。また食品は加熱し，よく洗ってから食べるようにします。とくに子どもには生肉や生レバーは与えないようにします。また加熱前の生肉を調理した後は必ずよく手を洗い，生肉などを調理したまな板や包丁は，生野菜などの調理に使用しないようにします。

プールでの集団発生がおこることがあるので，塩素の消毒基準をきちんと守ります。園で発生した際は，すみやかに保健所に届け，保健所の指示に従い消毒を徹底します。

5歳未満の子どもは，連続2回の検便を行い，いずれも陰性が確認できれば登園できます。無症状で病原体を保有している場合は，5歳以上の子どもでトイレでの排泄習慣が確立している場合は出席停止の必要はありません。

急性出血性結膜炎

 目やに・なみだ目　 充血

病原体	エンテロウイルス	潜伏期間	24時間または2〜3日	学校感染症	第三種感染症
感染経路	飛沫感染，接触感染					
出席停止のめやす	医師により感染のおそれがないと認められるまで					

強い目の痛みや異物感を感じ，結膜の充血や，結膜の下に出血する結膜下出血がみられます。目やにがみられたり角膜が濁ることもあります。

園や家庭での対応

有効な治療薬はなく対症療法が行われます。手洗いをしっかり行い，目やにや分泌物には触れないようにし，タオルの共用は避けます。目の症状が軽減してからも感染力が残る場合があるので気をつけます。登園を再開した後も，手を洗うことが重要です。

侵襲性髄膜炎菌感染症
（髄膜炎菌性髄膜炎）

発熱　　頭痛　　嘔吐　　任意接種 髄膜炎菌

病原体	髄膜炎菌	潜伏期間	4日以内	学校感染症	第二種感染症
感染経路	飛沫感染，接触感染				
出席停止期間	医師により感染のおそれがないと認められるまで				

2011（平成23）年，高校生1人の死亡を含んだ集団感染が発生したのを機に，2012（平成24）年から第二種感染症に追加されたという経緯があります。発熱，頭痛，悪心，嘔吐などの症状から始まります。抗菌薬が発達しましたが，急速に重症化する場合もあります。

園や家庭での対応

抗菌薬により治療を行います。日本でも2015（平成27）年から2歳以上の子どもに対して，任意接種として**髄膜炎菌ワクチン**が使用できるようになりました。患者と接触した人や箸やスプーンなどの食事用具を共有するなど唾液の接触があった人は，患者が診断を受けた24時間以内に，抗菌薬の予防投与を受けることが推奨されています。

溶連菌感染症
（Streptcoccosis）

発熱　　発しん　　のどの痛み　　イチゴ状舌

病原体	溶血性レンサ球菌	潜伏期間	2〜5日 伝染膿痂しんでは7〜10日	学校感染症	第三種感染症 その他の感染症
感染経路	飛沫感染，接触感染，経口感染				
出席停止のめやす	抗菌薬の内服後24〜48時間が経過していること				

39℃前後の高熱が出て，のどが炎症をおこし，強い痛みを感じます。舌がイチゴのように赤く腫れる**イチゴ状舌**がみられ，全身に赤い細かい発しんが出ます。現在は鼻やのどの粘膜を採って迅速に診断できるようになりました。抗菌薬を飲みきることで治療しやすくなりましたが，治療が不十分な場合には発症数週間後に**急性腎炎**や**リウマチ熱**を合併することもあります。

なお後述する**伝染性膿痂しん**（**とびひ**）も溶血性レンサ球菌が原因菌となることがあります（p.120）。

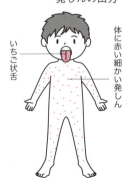

図4-5　溶連菌感染症の発しんの出方

> 園や家庭での対応

飛沫感染や接触感染により感染するので，手洗いをするなど一般的な予防を行います。発症した場合は，抗菌薬を服用することで，後遺症を残すことなく治癒しますが，合併症を予防するため決められた期間，抗菌薬を飲み続ける必要があります。症状が軽くなったからといって薬の服用をやめたりしないようにします。

マイコプラズマ肺炎（肺炎マイコプラズマ感染症）

 咳 発熱

病原体	肺炎マイコプラズマ	潜伏期間	2〜3週	学校感染症	第三種感染症 その他の感染症
感染経路	飛沫感染					
出席停止のめやす	発熱や激しい咳が治まっていること					

主な症状は咳で，肺炎をおこします。咳，発熱，頭痛などのかぜ症状がゆっくり進行しますが，咳は徐々に激しくなります。解熱しても咳は比較的長く，数週間続くこともあります。乳児にはあまりみられず，幼児〜学童期の子どもによくみられます。また大人が罹患することもあります。

> 園や家庭での対応

飛沫感染により感染するため咳エチケットなどの一般的な予防を行います。咳が出ている子どもにはマスクを着用してもらいます。近年，耐性菌が増えており，症状が長引くこともありますが，多くの場合は抗菌薬による治療等で回復します。発熱や激しい咳が治まっていることが登園のめやすになります。

手足口病
(hand, foot and mouth disease：HFMD)

 手足口の発しん 発熱 のどの痛み

病原体	コクサッキーウイルスA16，エンテロウイルス71等	潜伏期間	3〜6日	学校感染症	第三種感染症 その他の感染症
感染経路	飛沫感染，接触感染，経口感染					
出席停止のめやす	発熱や口腔内の水疱・潰瘍の影響がなく，普段の食事がとれること					

コクサッキーウイルスA16，A10，A6，エンテロウイルス71などのエンテロウイルス属によっておこります。毎年のように流行しますが，近年では2019（令和元）年に大きな流行がありました。手足の末端やおしり，口腔内に小さい水疱性の発しんが

第4章 子どもの病気の予防と適切な対応 111

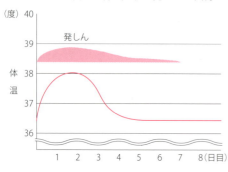

図4-6　手足口病の熱形と発しんの出方

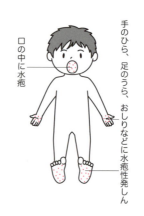

できます。発熱と，のどの痛みを伴う水疱（水ぶくれ）が口の中にできます。熱は発しんの出始めに37～38℃くらいになることもありますが，3日以内に下がります。手足口病をおこす原因ウイルスは複数あるため，免疫の成立していないウイルスによって再びおこることがあります。夏を中心に流行します。

園や家庭での対応

　口腔内の水疱は痛みがあるので，食事は熱いものや酸味のあるものは避けます。発熱やのどの痛み，下痢がある場合，食べ物が食べられない場合は登園を控えてもらいますが，全身状態が安定すれば登園が可能です。症状の出た最初の週が最も感染力が強いのですが，回復後も鼻水などからは1～2週間，便からは数週間～数か月間もウイルスが排出されますので，登園後も排便後やおむつ交換後の手洗いを徹底します。また，おむつの便を処理する際には手袋をするようにします。

伝染性紅斑（りんご病）
（Fifth disease）

両頬の紅斑

病原体	ヒトパルボウイルスB19	潜伏期間	4～14日	学校感染症	第三種感染症 その他の感染症
感染経路	飛沫感染					
出席停止のめやす	全身状態が良いこと					

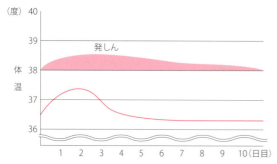

図4-7　伝染性紅斑の熱形と発しんの出方

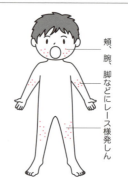

熱は微熱程度で，倦怠感，頭痛などの軽い症状がみられます。その後，両方の頬に赤い発しんが出ます。腕や脚の外側にもレースのような

紅斑が出ます。秋から春にかけて流行しますが，近年は夏にもみられます。

園や家庭での対応

発しんがあらわれる前が最も感染力が強いといわれています。発しんが出る時期には抗体がつくられて感染のおそれはほとんどないため，症状が発しんのみで全身状態がよければ登園が可能です。予防には日頃から咳エチケットや手洗いに気をつけておくことが大切です。妊娠中に感染すると流産，死産，**胎児水腫**（胎児が何らかの原因で全身がむくんだ状態になること）の原因になることもあるので，妊娠中の保護者にも注意を促します。妊娠中の保育者は，流行がおさまるまで休むなど，勤務形態にも配慮が必要です。

ウイルス性胃腸炎（ノロウイルス感染症）

 腹痛　 下痢　 嘔吐　 発熱

病原体	ノロウイルス	潜伏期間	12〜48時間	学校感染症	第三種感染症 その他の感染症
感染経路	経口感染，飛沫感染，接触感染，空気感染（飛沫核感染）					
出席停止のめやす	嘔吐，下痢等の症状が治まり，普段の食事がとれること					

生カキや魚介類，サラダなどについた**ノロウイルス**による経口感染と，**飛沫感染，接触感染，空気感染**する場合もあります。突然，吐き気を催して，その後，嘔吐や下痢，腹痛，発熱が1〜2日ほど続きます。1〜3日で治癒しますが，脱水を合併することがあります。

園や家庭での対応

ノロウイルスは非常に感染力が強いので，乾燥してエアロゾル化した嘔吐物が感染源になることもあります。嘔吐物の処理をした後は流水と石けんで十分に手洗いをし，二次感染を防ぎます（嘔吐物の処理については，**現場では・・・** 嘔吐物などの処理（p.90）を参照）。回復後も3週間以上，便の中にウイルスが排出されることがあるため，**排便後やおむつ交換後の手洗い**を徹底します。回復しても普段の食事ができるまで登園を控えるよう保護者に依頼します。

アルコール消毒では効果が十分期待できないため，石けんを使って流水で丁寧に手を洗います。食器などは85℃で1分間以上の加熱をするか，**次亜塩素酸ナトリウム**で洗います。なお次亜塩素酸ナトリウムは，金属を腐食してしまうため，金属を消毒する際は加熱消毒を行います。嘔吐物や便で汚れた衣類は**園内では洗わず，二重にし**

たビニール袋に入れて保護者に持ち帰ってもらいます。

ウイルス性胃腸炎（ロタウイルス感染症）

 腹痛　 下痢　 嘔吐　 発熱

病原体	ロタウイルス	潜伏期間	1〜3日	学校感染症	第三種感染症 その他の感染症
感染経路	経口感染，接触感染，飛沫感染					
出席停止のめやす	嘔吐，下痢等の症状が治まり，普段の食事がとれること					

流行性嘔吐下痢症をおこす感染症で5歳までの間にほぼすべての子どもが感染します。主な症状は嘔吐や下痢で，白っぽい下痢便をすることがあります。最初は嘔吐の症状が出て，その後，激しい下痢が続きます。発熱を伴うこともあります。便は米のとぎ汁のような白い**水様便**（水のような便）になり，酸っぱい匂いがします。

園や家庭での対応

脱水に注意しますが，吐き気が強い時はスプーンなどで少量ずつこまめに水分補給します。ナトリウムやカリウムといった電解質も体から失われるので，**経口補水液**や乳幼児用のイオン飲料，スープやみそ汁の上澄みなどを与えてもよいでしょう。多くは2〜7日で治癒しますが，回復後も，ウイルスが便中に3週間以上排出されることがあるため，排便後やおむつ交換後の手洗いを徹底します。ノロウイルスと同様にアルコール消毒が効きにくいため，石けんを使って流水で丁寧に手を洗います。

なお日本でも2011（平成23）年11月にロタリックス，2012（平成24）年7月にロタテックという2種類の**ロタウイルスワクチン**が接種できるようになり，2020年10月からは，定期接種に導入されました。ワクチン接種により，重症化を約90％減らすことができるといわれており，脳炎などの重い合併症を防ぐことができます。なお，ロタウイルスワクチンは，初回接種を生後2か月〜生後14週6日までに受けることが望ましいとされています。

なおワクチンを接種した人の便に，ワクチン由来のウイルスの排泄が1週間程度認められています。これによって胃腸炎を発症する可能性は低いですが，**ワクチン接種後の子どものおむつ交換の後などには，いつもより丁寧に手を洗うなど注意する**ようにしましょう。

ヘルパンギーナ
(Herpangina)

発熱 のどの痛み

病原体	コクサッキーウイルス	潜伏期間	3～6日	学校感染症	第三種感染症 その他の感染症
感染経路	飛沫感染，接触感染，経口感染					
出席停止のめやす	発熱や口腔内の水疱・潰瘍の影響がなく，普段の食事がとれること					

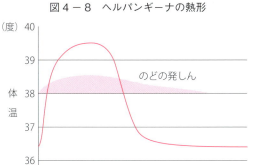

図4-8 ヘルパンギーナの熱形

コクサッキーウイルス，エコーウイルスなどのエンテロウイルス属によっておこります。急に39～40℃の高熱が出て，のどの奥の口蓋垂（いわゆるのどちんこ）付近に水疱ができます。高熱は数日続き，熱性けいれんを合併することもあります。ヘルパンギーナをおこす原因ウイルスが複数あるため，免疫の成立していないウイルスによって再びおこることがあります。春から夏にかけて流行し，多くの場合2～4日で解熱し治癒します。

園や家庭での対応

のどの奥にできた水疱が痛むので，食事はのどごしの良いものにします。**回復後も鼻水などからは1～2週間，便からは数週間～数か月間もウイルスが排出**されます。登園再開後も，排便後やおむつ交換後の手洗いを徹底する必要があります。アルコール消毒が効きにくいため，石けんを使って流水で丁寧に手を洗います。

RSウイルス感染症
(Respiratory Syncytial Virus Infection：RSV)

発熱 咳 鼻水

病原体	RSウイルス	潜伏期間	4～6日	学校感染症	第三種感染症 その他の感染症
感染経路	飛沫感染，接触感染					
出席停止のめやす	呼吸器症状が消失し，全身状態が良いこと					

秋から冬を中心に，主に乳幼児が感染します。近年，流行が早まり，夏に流行が始まることも多くなっています。2021（令和3）年には夏に大流行がみられました。

最初は軽いかぜ症状ですが，2〜3日すると激しく咳き込み，ゼーゼーという喘鳴（ぜんめい）が聞こえるようになります。重症になると呼吸困難をおこすこともあります。2歳以下の乳幼児に多く，月齢が低いほど重症になりやすい傾向があり，特に生後6か月未満の乳児では入院が必要となる場合もあります。また一度かかっても十分な免疫が得られず，再びかかることもあります。

園や家庭での対応

　手洗いの励行など一般的な感染対策を行います。咳が出ている子どもにはマスクを着用してもらいます。園では，4〜5歳児で呼吸器症状がある子どもを，RSウイルス感染症にかかりやすい0歳児と一緒に保育しないように気をつけましょう。保育環境を清潔に保つことも重要です。

帯状疱しん

発しん

痛み・かゆみ

病　原　体	水痘・帯状疱しんウイルス	潜伏期間	不定	学校感染症	第三種感染症 その他の感染症
感染経路	一度水痘に罹患すると神経節にウイルスがあるため発症することがある					
出席停止のめやす	すべての発しんが痂皮（かさぶた）化していること					

　水痘に感染した人は治った後も神経節にウイルスが潜伏感染（症状が出ないまま感染し続けている状態）しており，免疫が低下した時などに，神経の走行に沿って体の片側に発症することがあります。発熱はほとんどなく，数日間，軽い痛みや違和感，かゆみなどがみられ，その後，多数の水疱が集まり，紅斑となります。

園や家庭での対応

　水痘に未罹患であったり，水痘ワクチンを未接種の人が帯状疱しんの患者に接触すると，水痘にかかる可能性があるため気をつけます。発しんがかさぶたになるまでの間もシャワーは可能で，かさぶたになった後は入浴できます。痛みがある場合には患部をあたためると和らぎます。妊婦への感染防止のため，園内で発生した場合には注意を促します。

突発性発しん

発熱 発しん

病原体	ヒトヘルペスウイルス6B 等	潜伏期間	9〜10日	学校感染症	第三種感染症 その他の感染症
感染経路	唾液等に排出されるウイルス				
出席停止のめやす	解熱し機嫌が良く全身状態が良いこと				

図4-9 突発性発しんの熱形と発しんの出方

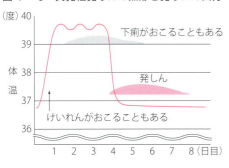
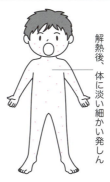

ヒトヘルペスウイルス6Bまたは7によっておこります。生まれて初めての発熱となることが多く，2〜3歳頃までにほとんどの子どもがかかるといわれています。38℃以上の高熱が3日ほど続き，その後，解熱すると同時に細かい紅斑が体幹を中心に出ます。かゆみはありません。高熱のわりに機嫌は悪くなく，解熱して発しんが出始めてから突発性発しんだったとわかることが多いでしょう。下痢がおこることもあります。熱性けいれん，脳炎，脳症，肝炎などを合併することもあります。

園や家庭での対応

通常は自然に治癒する病気で，特別な治療薬を必要としません。手洗いなどの一般的な予防を行うほか，高熱の子どもがいる場合にはとくに気をつけて手洗いなどを徹底します。

アタマジラミ症
(louse)

かゆみ

病原体	アタマジラミ	潜伏期間	10〜30日	学校感染症	第三種感染症 その他の感染症
感染経路	接触感染				
出席停止のめやす	制限はない				

アタマジラミが頭部に寄生し，頭皮から吸血して3〜4週間後に頭皮がかゆくなりま

第4章 子どもの病気の予防と適切な対応 117

す。卵は 0.5mm 程度で約 7 日で孵化し，成虫の体長は 2〜4mm で約 4 週間生きます。卵は髪の毛の根元付近にあることが多く，毛に固くくっついてフケのように見えますが，卵の場合は指でつまんでも簡単に取れません。アタマジラミによって他の病気に感染することはないとされています。髪の毛に直接触れたり，体や頭を寄せあうことで感染します。園以外でも混雑したバスや電車，スイミングスクールなどで感染することがあります。1 年を通して発生します。

園や家庭での対応

　毎日シャンプーをして目の細かいくし櫛で髪の毛を根元からすき，シラミや卵を取り除きます。髪の毛を短くしたりする必要はありません。

　薬局で市販されているフェノトリン（スミスリン®）シャンプーまたはフェノトリンパウダーを使用して駆除しますが，近年，フェノトリン抵抗性（耐性）のアタマジラミもいることが確認されています。現在はこのような薬剤抵抗性のシラミに効くローションも販売されています。ローションは卵にも有効でシラミの再発生を予防する効果も期待できます。シャンプーやパウダーを使用しても効果が得られない場合は使用してみると良いでしょう。

　アタマジラミに感染している子どもを見つけたら，他に感染者がいないかクラスの子どもの頭を確認します。卵は耳の周囲からえりあしにかけて多くみられます。寝具やタオル，帽子，ヘアゴム，体育マット等の共用を避けます。午睡の時は子どもの頭同士を接触させないようにします。

　適切な対策を行えば登園の制限はなく，プール遊びも可能です。園では定期的に，子どもの頭や髪の毛をさりげなくチェックするとよいでしょう。頭をかゆがっている子や頭をかいている子がいた場合もチェックするようにします。

　不衛生にしていて感染する場合もありますが，衛生に気をつけていても，一緒に遊んだりして感染することがあります。差別やいじめにつながらないよう，保育者はもちろん保護者にも正しく知ってもらうことが大切です。

疥癬(かいせん)

発しん

かゆみ

病原体	ヒゼンダニ	潜伏期間	約1か月	学校感染症	第三種感染症 その他の感染症
感染経路	接触感染					
出席停止のめやす	治療開始後					

　だっこや授乳，手をつないだり，一緒に寝たりするなど直接的な接触が比較的長い時間あった場合に感染することがあります。かゆみの強い発しんができ，かゆみは夜間に強くなります。手や足等には線状に盛り上がった皮しんもみられます。男児では陰部に，しこりができることがあります。

園や家庭での対応

　布団などの寝具の共用は避けます。原因となるヒゼンダニは手に比較的多く存在し，手を介して感染することもあるため，手洗いなどの一般的な予防を行います。疥癬はアトピー性皮膚炎や他の湿しんとの区別が難しいことがあるので，迷った場合やかゆみの強い発しんが出た場合は皮膚科を受診しましょう。また受診する時は，園で疥癬が流行っていることを伝えるようにします。外用薬，内服薬により治療します。治療を開始していればプールに入ることも可能です。

伝染性軟属腫(でんせんせいなんぞくしゅ)（水いぼ）

いぼ・水疱

病原体	伝染性軟属腫ウイルス	潜伏期間	2〜7週	学校感染症	第三種感染症 その他の感染症
感染経路	接触感染					
出席停止のめやす	制限はない					

　潜伏期間が2〜7週間あるため感染時期を特定することは難しいといわれています。1〜5mm程度の白あるいは周りが少し赤い丘しんやしこりが，体のいろいろなところにできます。水いぼの表面は光沢(こうたく)があり，水疱にもみえます。多くの場合，数個から数十個が集まってできます。水いぼの中心にはウイルスを含んだ白い粥状のものがあり，左右から押すことで排出されます。軽度のかゆみがあります。皮膚のバリア機能が未熟な乳幼児やアトピー性皮膚炎などの皮膚疾患がある場合は，水いぼをか

きこわしたりすることで中のウイルスが身体の他の部分について，その箇所にも感染が広がることがあります。

🌸 園や家庭での対応

　園での生活，プール遊びなどで皮膚と皮膚が接触することにより，他の子どもへも感染することがあります。そのため，水いぼがある場合は，衣類，包帯，耐水性のばんそうこう等で覆い，他の子どもにうつさないようにします。プールの水では感染することはないので，プールに入ることは可能ですが，タオルや浮き輪，ビート板などを介して感染することがあります。またプール後は皮膚表面のバリア機能が低下しやすいので，シャワーをした後に保湿剤で保湿します。

　自然治癒することもありますが，治癒には数か月かかることもあるため，集団生活をおくるうえでは嘱託医と相談して対応するとよいでしょう。治療は専用のピンセットでつまみ取ったり，液体窒素で冷凍凝固させたりします。

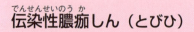

伝染性膿痂しん（とびひ）

かゆみ　　水疱

病　原　体	黄色ブドウ球菌，溶血性レンサ球菌	潜伏期間	2～10日（長期の場合もある）	学校感染症	第三種感染症 その他の感染症
感染経路	接触感染
出席停止のめやす	制限はない

　虫刺され，あせも，アトピー性皮膚炎の湿しんなどをかきこわして，そこに**黄色ブドウ球菌**や**溶血性レンサ球菌**が感染することでおこります。主な症状は，水疱やびらん，**痂皮**（かさぶた）で鼻の周囲や体幹，手足など全身にみられます。夏に多くみられる疾患ですが，他の季節にも発生し，集団感染をおこすこともあります。水疱やかさぶたをかくことで手に菌がつき，その菌が湿しんや虫さされなどの小さな傷につくことで広がります。

🌸 園や家庭での対応

　皮膚を清潔にすること大切です。手から感染することもあるため，手洗いの励行を行い，爪は適度に短く切ります。タオルや寝具の共有も避けましょう。患部をガーゼなどで覆えば登園も可能です。自分の体の他の部位や他人にも，うつさないように注意します。プールの水で感染することはないといわれていますが，患部に触れること

で他人にうつす可能性があります。治るまではプール遊びを控えます。

B型肝炎

倦怠感 褐色尿 定期接種 B型肝炎

病原体	B型肝炎ウイルス（HBV）	潜伏期間	急性感染では45～160日（平均90日）	学校感染症	第三種感染症 その他の感染症
感染経路	血液媒介					
出席停止のめやす	急性肝炎の極期（いちばんひどい時期）を過ぎてから				

　B型肝炎ウイルスが肝臓に感染し炎症をおこします。倦怠感，食欲不振，悪心，黄疸，褐色尿などがみられます。黄疸ではまず白目の部分が黄色くなり，その後，皮膚も黄色みを帯びてきます。濃いウーロン茶のような色の尿が出ることもあります。子どもでも慢性肝炎の状態になったり，まれに肝硬変や肝がんになることもあります。

園や家庭での対応

　予防にはB型肝炎ワクチンの接種が有効です。3回の接種によりほとんどの人が免疫を獲得することが可能です。入園前の保護者に対し，定期接種について周知することと，定期接種の対象でない子どもについてもワクチンの接種を済ませておくことが重要です。血液に接する機会がある保育者においても，B型肝炎ウイルス検査を行い，抗原，抗体ともに陰性の場合はワクチンを接種しておくことが望まれます。

　B型肝炎とC型肝炎のウイルスは血液や体液（唾液，涙，汗，尿等）に含まれるので，血液や嘔吐物，鼻水や痰，便などの排泄物を素手で扱わないようにします。これらに触れる時は使い捨て手袋をつけて対応するようにしますが，それができない場合には，**できるだけ血液等が付着しないように気をつけます**。対応後はしっかりと手洗いを行います。皮膚や粘膜に傷がある場合は，傷口を絆創膏などで完全に覆うようにします。手をつないだり，プール遊びでは感染する可能性はかなり低いと考えられています。

　これらの感染症から身を守る注意点は，**厚生労働省の保育の場において血液を介して感染する病気を防止するためのガイドライン**において詳しく解説されています。保育者は正しい知識を持ち，普段から感染予防に努めるようにしましょう。

2 感染症の予防と対応

　感染症の発生には，次の3つの要因が必要です。

> ●病原体を排出する**感染源**
> ●病原体が人や動物などに伝播する（伝わり，広まる）ための**感染経路**
> ●病原体に対する**感受性**が存在する（免疫を持っていない）人や動物などの宿主（病原体などが寄生する相手の生物）

　つまり，ウイルスや細菌などの病原体を排出する**感染源**があり，その病原体が，人や動物などに伝わり，広まるための**感染経路**があって，さらにその病原体が伝わった先の人や動物（宿主）の免疫が弱くて感染したら発症してしまう状態（＝**感受性**が存在する状態）であると，感染症が発症してしまうことになります。感染症を防ぐためには，これらのうち一つ以上を阻止することが重要になります。

　また，2017（平成29）年告示の**保育所保育指針**では，乳児等の低年齢の子どもの保育の必要性から，乳児保育と1歳以上3歳未満児の保育に関わるねらい及び内容の記述が加わりましたが，こうした低年齢の子どもの生理的特徴も踏まえ，感染症対策も万全にしていくことが求められています。とくに**乳児は，感染症にかかりやすく，呼吸困難になりやすく，また脱水症をおこしやすい**という特性があるため，より慎重に感染症対策を講じることが必要です。

　また逆にいえば，園においては，抵抗力が弱く，免疫機能も未熟な乳幼児が過ごす場として，感染症の侵入や流行を完全に阻止することは不可能ともいえるでしょう。よって園では，感染症が発生しないように心がけるとともに，**感染症が発生した際は，流行規模を最小限にすることを目標として対策を講じていく**ことが重要です。

　以下に，感染源，感染経路，感受性への対策について述べます。

1 感染源対策

　周囲が認識できるほどはっきり症状がみられる患者は，大量の病原体を排出していることが多いため，他の園児と接触しないよう別室で保育したり，登園を控えてもらったりする必要があります。またその患者の排泄物や汚染物を適切に処理し，消毒しなければなりません。その他，潜伏期間中に接触した人に感染している可能性もあることや，症状が収まった後でも病原体が排出され続ける場合もあること，またまったく症状がなくても感染している**不顕性感染**の場合や，軽い症状のため，いつも通り通園している園児もいることなども認識しておく必要があります。

　また保育者等は成人であるため，子どもたちより高い免疫力があり，不顕性感染やごく軽症の状態でも休まず勤務しているケースがあります。その場合，自分が感染し

ていることに気づかずに感染源となっている可能性があります。咳や微熱などの症状がある場合は，保育者も必ず受診するようにしましょう。

つまり，**目に見えるほどの症状はなくても，感染源となっている子どもや保育者が常にいる可能性があるのだという認識を持つ**べきでしょう。

なお食材の保管は，常に適切な温度管理を心がけ，加熱可能なものは十分に加熱します。

また，園内で飼育している動物が細菌を保有している場合もあるため（カメなどの，は虫類が持つサルモネラ菌など），動物と触れあった後は，石けんを用いて，流水でしっかり手洗いをするようにしましょう。

2 感染経路対策

感染症の感染経路にはいろいろありますが，とくに園で問題となる経路について以下に説明します。

●飛沫感染

感染した人の咳やくしゃみ，会話のときなどに飛び散った水滴（飛沫）には病原体が含まれており，それを近くにいる人が吸い込むことで感染します。飛沫は1〜2mほど飛び散るといわれています。飛沫を浴びないようにするため，感染者から2m以上離れたり，感染者がマスクをするなどの咳エチケットを実施したりします。

代表的なものは，**A群溶血性レンサ球菌，百日咳菌，インフルエンザ菌，肺炎球菌，肺炎マイコプラズマ，インフルエンザウイルス，RSウイルス，アデノウイルス，風しんウイルス，ムンプスウイルス，エンテロウイルス，麻しんウイルス，水痘・帯状疱しんウイルス，新型コロナウイルス（SARSコロナウイルス2）**などです。

●空気感染（飛沫核感染）

感染した人がする咳やくしゃみなどから飛び散った飛沫が乾燥し，その芯となっている病原体（飛沫核）が感染性を持ったまま空気中にただよって，遠くにいる人にも感染します。空気感染は，室内などの密閉された空間内でもおこるため，空調が共通の部屋であれば，その全室が，感染範囲となります。

代表的なものは，**結核菌，麻しんウイルス，水痘・帯状疱しんウイルス**などです。

●接触感染

直接接触感染は，感染した人に直接触れること（握手，だっこ，キス等）で伝播します。**間接接触感染**は，汚染されたもの（ドアノブ，手すり，遊具等）を介して伝播します。体の表面

第4章　子どもの病気の予防と適切な対応　123

に病原体が付着しただけでは感染は成立しません。多くは，病原体の付着した手で口や鼻や眼をさわったり，病原体の付着した遊具をなめたりすることによって，体内に侵入し感染します。また，傷のある皮膚から病原体が侵入することもあります。

　代表的なものは，**黄色ブドウ球菌**（とびひなど），**インフルエンザ菌，肺炎球菌，百日咳菌，腸管出血性大腸菌，ノロウイルス，ロタウイルス，RSウイルス，エンテロウイルス，アデノウイルス，風しんウイルス，ムンプスウイルス，麻しんウイルス，水痘・帯状疱しんウイルス，インフルエンザウイルス，伝染性軟属腫ウイルス，新型コロナウイルス**（SARSコロナウイルス2），**ヒゼンダニ，アタマジラミ，カンジダ菌，白癬菌**などです。

●経口感染（けいこうかんせん）

　病原体を含んだ食べ物や飲み物を口にすることで，病原体が消化管に達して感染します。代表的なものは，**腸管出血性大腸菌，黄色ブドウ球菌，サルモネラ属菌，カンピロバクター属菌，赤痢菌，コレラ菌，ロタウイルス，ノロウイルス，アデノウイルス，エンテロウイルス**などです。

●血液媒介感染

　血液を介して感染します。血液には病原体が潜んでいることがあるため，そうした血液が，傷ついた皮膚や粘膜につくことで病原体が体内に入り込み，感染することがあります。

　日常の保育の中でも，ひっかき傷や噛み傷，すり傷や鼻出血など，血液や傷口からの浸出液に触れる機会は多くあります。皮膚の傷を通して，病原体が侵入する可能性があるため，皮膚の傷ができたときは流水できれいに洗い，絆創膏やガーゼなどできちんと覆うようにしましょう。他の人の血液や体液が傷口に触れることがないようにしましょう。

　また，子どもが使用するコップやタオル等には，唾液などの体液が付着する可能性があるため，共用しないようにします。

　代表的なものは，**B型肝炎ウイルス**（HBV），**C型肝炎ウイルス**（HCV），**ヒト免疫不全ウイルス**（HIV）などです。

　厚生労働省　集団生活の場における肝炎ウイルス感染予防ガイドラインの作成のための研究班（研究代表者　四柳宏）が2014（平成26）年に発行した**保育の場において血液を介して感染する病気を防止するためのガイドライン―ウイルス性肝炎の感染予防を中心に**（http://www.kanen.ncgm.go.jp/content/010/hoiku.pdf）を参照するとよいでしょう。

●蚊媒介感染

　病原体を持った蚊に刺されることで感染します。

　日本脳炎を媒介するコガタアカイエカは，大きな水たまり（水田，池，沼など）に産卵し，デングウイルス等を媒介するヒトスジシマカは小さな水たまり（植木鉢の水受け皿，古タイヤなど）に産卵します。よって，園では水たまりを作らないように，植木鉢の水受け皿や古タイヤを置かないようにしましょう。また蚊が発生しやすいやぶなどに立ち入る際は，長袖，

長ズボン等を着るようにします。

代表的なものは，**日本脳炎ウイルス**，**デングウイルス**，**チクングニアウイルス**，**マラリア**などです。

※エアロゾル感染

新型コロナウイルスにおいては，飛沫感染，接触感染の他にエアロゾル感染が感染経路として考えられています。ウイルスを含む**エアロゾル**と呼ばれる小さな水分を含んだ状態の粒子を吸い込むことにより感染します。エアロゾルは感染者の口や鼻から咳やくしゃみ，会話などの時に排出されます。エアロゾルは1メートルを超えて空気中に留まることから，換気が不十分であったり，混雑していたりする空間，長時間滞在する空間などで感染が拡がる恐れがあります。

感染症を予防するためには，これらの感染経路を理解しておくことが大切です。感染経路は一つとは限らず，同じ感染症であっても複数の感染経路をとるものもあります。園でも感染経路対策として，**手洗いや消毒**，**マスクや手袋の使用**を実践する必要があります。感染者の血液，体液，喀痰，尿，便などを処理する際には手袋を使用し，外した後も流水と石けんによる30秒以上の手洗いをします。

また感染症の症状を認めた園児は，別室で保育するようにします。**感染症が発生したら，発生したクラスと発生していないクラスの園児が交わらずに行える保育内容に切り替える柔軟性も必要**です。

3 感受性対策

感染症の発症を未然に防ぐためには，子どもが病原体に感染しても発症しない，健康で丈夫な身体をつくることが大切です。そのためには，バランスの取れた食事や，睡眠と休息を十分にとること，規則的な**生活習慣**をつけることなどの**健康教育**が重要になります。

また「感受性が存在する」とは，予防するための免疫が弱く，感染した場合に発症しやすい状態であることをさしますが，この感受性対策としては，あらかじめ免疫を与えることで感染症の発症を防ぐことができる**予防接種**が有効です。予防接種とは，**ワクチン**を接種することで，あらかじめその病気に対する免疫を獲得し，感染症が発生した際に，その感染症にかかる可能性を減らしたり，重症化しにくくしたりします。

4 予防接種

（1）定期接種と任意接種

　予防接種には，**予防接種法**に基づいた定期接種と，国が使用することは認めているものの，予防接種法に基づかず，対象者の希望によって行う任意接種とがあります。

　定期接種は，定期接種期間として定められた期間内に接種すれば，地方自治体が費用を負担してくれるため，原則として無料で接種できます。

　一方，任意接種は，接種に必要な費用は，原則として個人負担となります（ただし，一部の地方自治体では，その費用の一部，または全部を負担してくれるところもあります）。

　子どもたちが受ける定期接種の予防接種は，予防接種法に基づいた A 類疾病であり，保護者は子どもに接種するよう努める義務があります。

　任意接種は，そうした規定はないものの，重要なワクチンであることにかわりはなく，ワクチンで予防できる病気にかからないために，またかかっても軽症で済ませるためにも，任意接種のワクチンも接種することを，日本小児科学会では推奨しています。

　保育所における感染症対策ガイドライン（2018 年改訂版，2023（令和 5）年 5 月一部改訂，2023（令和 5）年 10 月一部修正）でも，定期接種の予防接種はもちろんのこと，任意接種の予防接種である流行性耳下腺炎（おたふくかぜ）ワクチンの予防接種についても，発症や重症化を予防したり，園での流行を予防する上で重要であることが示されています。

　園からも，保護者に対し，必要な時期に必要な予防接種情報を周知することが大切です。

園から情報提供するワクチン接種について		
●生後 2 か月〜	定期接種	小児用肺炎球菌ワクチン，B 型肝炎ワクチン，ロタウイルスワクチン，DPT-IPV-Hib（五種混合ワクチン）（2024 年 4 月〜）
●生後 5 か月頃〜	定期接種	BCG（生後すぐから接種可能。標準接種期間は生後 5〜8 か月）
● 1 歳〜	定期接種	麻しん風しん混合（MR）ワクチンの 1 回目，水痘ワクチンの 1 回目（水痘ワクチンの 2 回目は，標準的には 6〜12 か月の間隔をあけて接種）
	任意接種	おたふくかぜワクチン
● 3 歳頃〜	定期接種	日本脳炎ワクチン（標準的には 3 歳で 2 回，4 歳で 1 回。ただし，生後 6 か月以降，定期接種として接種可能）
● 5 歳児クラス（年長組）	定期接種	麻しん風しん混合（MR）ワクチンの 2 回目を卒園までに接種。

※任意接種の流行性耳下腺炎（おたふくかぜ）の予防接種についても，情報提供していきましょう。
※新型コロナワクチンは，2022年2月より5〜11歳，2022年10月より生後6か月〜4歳の接種が開始されています。

　なお，定期接種と任意接種では，万が一接種後に健康被害が発生した場合の救済制度に違いがあります。定期接種は，予防接種法に基づく対応となり，任意接種は，医薬品医療機器総合機構（PMDA）の医薬品副作用被害救済制度による対応となります。

（2）ワクチンの種類と接種間隔

　ワクチンには，生ワクチン，不活化ワクチン，メッセンジャーRNA（mRNA）ワクチン，ウイルスベクターワクチン，トキソイド，といくつかの種類があります。

　生ワクチンは，病原性を極度に弱め，弱毒化したウイルスや細菌をワクチンにしたものです。接種後，弱毒化したウイルス等が体内で増殖することで強い免疫が獲得され，自然感染による発病や重症化を防ぐことができます。

　一方，不活化ワクチンは，大量に培養されたウイルスや細菌から免疫をつくるのに必要な成分を取り出し，病原体の活力を失わせて不活化したものです。不活化ワクチンにはウイルスとしての性質はなく，ワクチン成分が感染を起こしたり，接種した人の体内で増殖することはないため，不活化ワクチンと言われています。またトキソイドは，病原体が増殖する過程で生み出される毒素（トキシン）を処理して，免疫原性を失わないように無毒化したものです。

　一般的に，不活化ワクチンやトキソイドは，生ワクチンよりも接種後時間の経過とともに免疫力が低下しやすいため，一定の間隔をあけて追加接種する必要があります。

　これらのワクチンの接種間隔は，2020（令和2）年10月からは図4−10のような接種間隔で行うことが定められています。

　注射生ワクチン（麻しん風しん（MR），麻しん，風しん，水痘・帯状疱疹，おたふくかぜ，BCG，黄熱等）を接種した後は，異なる注射生ワクチンを接種するまでの間隔を27日以上置くこととしています。しかし，注射生ワクチン接種後に，不活化ワクチンや経口生ワクチンを接種する場合は，間隔に関する規定はありません。

　経口生ワクチンや不活化ワクチンを接種した後は，次に接種するすべての種類のワクチン接種について，間隔に関する規定はありません。

　なお，新型コロナワクチンとしては，従来の不活化ワクチンや生ワクチンとは異

第4章　子どもの病気の予防と適切な対応　127

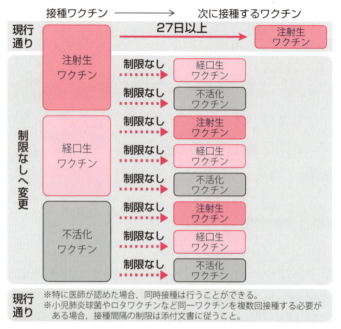

図4-10 異なるワクチンの接種間隔

出所：第36回厚生科学審議会予防接種・ワクチン分科会予防接種基本方針部会（2019（令和元）年12月23日）資料2『予防接種の接種間隔に関する検討』より筆者改変
（https://www.mhlw.go.jp/content/10906000/000588375.pdf　2022年8月23日閲覧）

なる新しい仕組みのワクチンが開発されています。日本でも，**メッセンジャーRNA（mRNA）**，**ウイルスベクターワクチン**，**組換えタンパクワクチン**が承認されています。mRNAワクチンやウイルスベクターワクチンは，ウイルスのタンパク質をつくるもとになる遺伝情報の一部を注射します。体内でつくられるウイルス表面のスパイクタンパク質に対する抗体などが体内につくられることで，ウイルスに対する免疫が獲得できる仕組みとなっています。

　なお，**新型コロナワクチンは，2022（令和4）年8月から，インフルエンザワクチンとの同時接種が可能**となっています。またそれぞれのワクチンを別の日に接種する場合の接種間隔についても制限はありません。しかし，インフルエンザワクチン以外のワクチンは，新型コロナワクチンとの同時接種はできず，互いに，片方のワクチンを受けてから2週間以上経ってから接種することが可能となります。

（3）近年のワクチン事情

　日本では，これまでのワクチンの重篤な健康被害がクローズアップされ，新しいワクチンの導入に慎重になり，欧米とのワクチンギャップが指摘されてきました。しかし，近年では新しいワクチンが導入され，欧米とのワクチンギャップは徐々に解消さ

れつつあります。

　2007（平成19）年にはヒブ（インフルエンザ菌b型）ワクチンが，2010（平成22）年には小児用肺炎球菌ワクチンおよび子宮頸がん（ヒトパピローマウイルス）ワクチンが，2011（平成23）年にはロタウイルスワクチンが導入されました。そして，ヒブ，小児用肺炎球菌，子宮頸がんの3ワクチンに関しては，予防接種法の一部改正に伴い，2013（平成25）年度から定期接種化されました。

　また2012（平成24）年9月1日には，定期接種で使用するポリオワクチンが，これまでの生ポリオワクチンから，不活化ポリオワクチンに切り替えられました。これは，経口生ポリオワクチン（OPV）の接種によって，100万接種に1回の割合で重大な副反応がみられるため，より安全な不活化ポリオワクチンの導入が求められてきたという経緯によります。さらに，同年11月1日にはこの不活化ポリオワクチンを含んだ四種混合ワクチン（DPT-IPV）が導入されました。2014（平成26）年10月には水痘ワクチン，2016（平成28）年10月にはB型肝炎ワクチン，2020（令和2）年10月にはロタウイルスワクチンも定期接種化されています。また2024（令和6）年4月からは，従来の四種混合ワクチン（DPT-IPV）にヒブ（インフルエンザ菌b型）を加えた五種混合ワクチン（DPT-IPV-Hib）が導入されました。五種混合ワクチンとは，D：ジフテリアワクチンを，P：百日せき，T：破傷風，IPV：不活化ポリオ，Hib：ヘモフィルスインフルエンザ菌b型の，各ワクチンと混合したワクチンです。生後2か月から定期接種できるようになりました。

　このように最近の乳幼児は，受けるべき予防接種の数がここ数年でかなり増え，生後2か月から計画的に接種を開始していかなければなりません。それに伴い，近年，あらかじめ混合されていない2種以上のワクチンを同時に接種する同時接種が行われてきています。同時接種については，日本小児科学会の考え方として，医師がとくに必要と認めた場合には行うことができるとしています。ワクチンで予防できる病気から，確実に子どもたちを守るためには，必要なワクチンを適切な時期に適切な回数接種することが重要です。そのためには，今後，同時接種を，より一般的な医療行為として行っていく必要があるとしています。

　集団生活をしている園児にとって，感染症蔓延防止のために，予防接種が大変重要であることを，保育者は認識しておかなければなりません。そして，感染症患者が発生した際に備えて，それぞれの子どもが，どの予防接種が接種済みで，どの予防接種が未接種であるかを把握しておく必要があります。予防接種に関しては，入園する際に接種の有無を記入してもらうだけでなく，新しい予防接種をしたときには，適宜報告してもらい，記録しておきましょう。

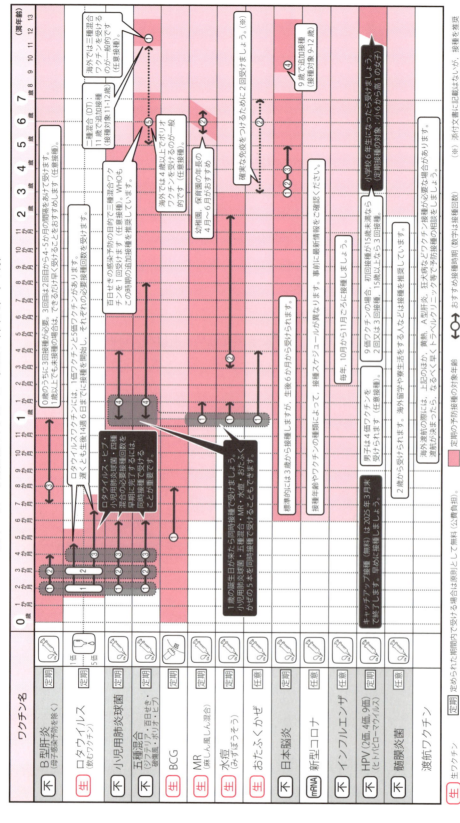

図 4-11　予防接種スケジュール（2024（令和6）年4月）

出所：VPD（ワクチンで防げる病気）を知って，子どもを守ろうの会 HP，を参照し筆者改変．

図4－11に，2024（令和6）年4月以降の予防接種スケジュールを示します。ただしこのスケジュールは，新しいワクチンの導入に伴い随時変更されるので，国立感染症研究所感染症情報センターのホームページ（https://www.niid.go.jp/niid/ja/component/content/article/320-infectious-diseases/vaccine/2525-v-schedule.html）や，公益社団法人　日本小児科学会のホームページ（https://www.jpeds.or.jp/modules/activity/index.php?content_id=138），NPO法人　VPDを知って，子どもを守ろうの会のホームページ（https://www.know-vpd.jp/feature/vc_schedule.html）などで，確認するようにしましょう。

（4）保育者（保育実習生を含む）の予防接種について

　子どもたちだけでなく，**保育者自身が感染源にならないためにも，未接種の予防接種のある保育者は，早いうちに接種を済ませておきましょう。**

　保育所における感染症対策ガイドライン（2018年改訂版，2023（令和5）年5月一部改訂，2023（令和5）年10月一部修正）でも，子どもたちだけでなく，保育者（保育実習生を含む）の予防接種の重要性について記されています。

　とくに，麻しん，風しん，水痘，流行性耳下腺炎（おたふくかぜ）は，成人でも罹患することが珍しくないため，1歳以上の必要回数である計2回のワクチン接種を受け，保育者自身も感染から身を守ることが大切です。また，保育者は，子どもの出血に対して処置等を行う機会があるため，B型肝炎ワクチンの予防接種も大切です。その他，インフルエンザの流行期には，インフルエンザの予防接種を受けることで，感染症の蔓延防止や重症化予防が期待できます。

5 健康教育

　子どもたちが感染症から身を守り健康に過ごすためには，健康的な生活のリズムや生活習慣を身につけることが大切です。保育者は，日々の保育の中で，手洗いやうがい，歯磨き，衣服の調整，食事，排泄，睡眠，休息等について繰り返し伝え，子どもが自分で必要な習慣に気付き行おうとする気持ちが育つよう支援します。また，年齢に応じて絵本や紙芝居，手の洗い残しの実験など子どもにとって興味のあるものを用いて指導することも効果的です。

　感染症を予防するためには保護者への支援も重要です。保護者に対しても，掲示板や保健だよりなどを通じて，地域の感染症情報，季節に流行する感染症，感染症予防や健康増進のための保健指導など具体的な情報を提供し，感染症に対する理解を求めることが大切です。

保育者は，家庭と連携しながら，子どもの年齢や発達段階に応じて計画的に健康教育を進めていきましょう。

> **知っておこう！**
>
> **感染症の発生状況を把握するには**
>
> 　感染症対策の取組として，保育所周辺の感染症発生状況を把握しておくことも必要です。発生状況は，インターネットを利用して感染症サーベイランスや学校等欠席者・感染症情報システムから確認できます。地域の流行状況を把握することは，園での流行を早期に探知し，的確な予防対策や初期症状の早期発見，迅速な対応などに役立てることができます。
>
> 　流行している感染症の把握は，職員だけでなく保護者へ発信することも大切です。保護者が子どもの体調管理を意識するきっかけになったり，体調不良時に病気の予測がつけやすく，早めに医療機関を受診してもらいやすくなります。保護者への情報提供の方法は，臨時で発行するクラスだよりや保健だよりなどの配布物，玄関や壁面などの目につきやすい場所への掲示，一斉メールやブログの配信などがあります。掲示物やICT（情報通信技術）を活用した情報発信は，地域や保育所内での感染症情報をリアルタイムで伝えることができます。保育者は感染症の動向をこまめに確認して，家庭と情報を共有し，保護者と協力しながら感染症の予防や蔓延防止に取り組んでいきましょう。　　　　　　　　（両角）

用語解説　感染症サーベイランス

　国立感染症研究所を中心として，医療機関，保健所，地方感染症センターが協力し，国および地域の主に急性感染症の発生状況を一般に公開するシステム。全国各地に定点として設置された医療機関が，調査対象となる受診者の数を保健所に届け出ます。地域の感染症発生状況は，各都道府県または市区町村のホームページから入手できます。

用語解説　学校等欠席者・感染症情報システム

　感染症で欠席する児童生徒等の発生状況をリアルタイムに把握して，学校（保育所含む），教育委員会（保育課），保健所，学校医等と情報を共有することができるシステム。自治体でとりまとめて日本学校保健会に申し込みますが，自治体単位で導入していない場合は，個別の園からの申し込みも受け付けています。　　　　　　　　　　　　　　　　　　　　　　　　　　　　　　　　　　（鈴木）

6　学校感染症

　文部科学省では，**学校保健安全法**に基づき，児童・生徒（幼稚園児および認定こども園児を含む）が「学校において予防すべき感染症」に罹患した場合，一定期間を出席停止にしたり，学校を臨時休業したりして，感染拡大を抑える措置をとっています。

そして、**学校保健安全法施行規則**においては、学校において予防すべき感染症を、**学校感染症**として**第一種**、**第二種**、**第三種**に分類し、それぞれ**出席停止期間**等を規定しています。

保育所でも学校保健安全法施行規則に準拠し、学校（幼稚園および認定こども園を含む）と同様の措置がとられていますが、より保育所の実状に合わせた**保育所における感染症対策ガイドライン（2018年改訂版、2023（令和5）年5月一部改訂、2023（令和5）年10月一部修正）**が**こども家庭庁**より示されているため、併せて参考にするとよいでしょう。

以下に、学校保健安全法施行規則による学校感染症の種類と出席停止期間、およびガイドラインが示す出席停止期間の目安などを示します。

（1）第一種感染症

第一種感染症は、**感染症の予防及び感染症の患者に対する医療に関する法律**（以下、**感染症法**という）の一類感染症と、結核を除く二類感染症から成っています。表4－1に示すように、すべて重篤な感染症で、**出席停止期間**も**治癒するまで**となっています。しかしこれらの感染症は、一部を除き、日本国内ではほとんどみられないものとなっています。

表4－1　第一種感染症　**出席停止期間の基準**は、**治癒するまで**

●エボラ出血熱　●クリミア・コンゴ出血熱　●痘そう（天然痘）　●南米出血熱 ●ペスト　●マールブルグ病　●ラッサ熱　●急性灰白髄炎（ポリオ）　●ジフテリア ●重症急性呼吸器症候群（病原体がベータコロナウイルス属SARSコロナウイルスであるものに限る） ●中東呼吸器症候群（病原体がベータコロナウイルス属MERSコロナウイルスであるものに限る） ●特定鳥インフルエンザ（感染症法第6条第3項第6号に規定する特定鳥インフルエンザをいう。）

※上記に加え、感染症法第6条第7項から第9項までに規定する新型インフルエンザ等感染症、指定感染症、及び新感染症は、第一種の感染症とみなされます。

（2）第二種感染症

第二種感染症は、**空気感染**または**飛沫感染**し、子どもの罹患が多いため学校や園で流行を広げる可能性が高い感染症で、表4－2に示す通りです。日頃よく目にする感染症も含まれています。非常に感染力が強いため、それぞれの感染症に対して**出席停止期間**が定められています。治癒した際は、医師が記入する**意見書**が必要なことがあります。2023（令和5）年5月に新型コロナウイルス感染症が五類感染症に移行したことに伴い、学校保健安全法施行規則の一部が改正され、新型コロナウイルス感染症は学校感染症の第一種感染症から第二種感染症に位置づけられました。それによっ

て，出席停止期間の基準は**発症した後5日を経過し，かつ，症状が軽快した後1日を経過するまで**と規定されました。

表4－2　第二種感染症　**出席停止期間の基準**は次の通り。ただし，病状により学校医その他の医師において感染のおそれがないと認めたときは，この限りではない。

感染症	潜伏期間	感染経路	出席停止期間
新型コロナウイルス感染症（SARSコロナウイルス2）	約5日間	飛沫，エアロゾル，接触	発症した後5日を経過し，かつ，症状が軽快した後1日を経過するまで
インフルエンザ（特定鳥インフルエンザ及び新型インフルエンザ等感染症を除く）	1～4日	飛沫，接触	発症した後5日を経過し，かつ，解熱した後2日（幼児にあっては，3日）を経過するまで
百日咳	7～10日	飛沫，接触	特有の咳が消失するまで又は5日間の適正な抗菌性物質製剤（抗菌薬）による治療が終了するまで
麻しん（はしか）	8～12日	飛沫，接触，空気	解熱後3日を経過するまで
流行性耳下腺炎（おたふくかぜ）	16～18日	飛沫，接触	耳下腺，顎下腺又は舌下腺の腫脹が発現した後5日を経過し，かつ，全身状態が良好になるまで
風しん	16～18日	飛沫，接触	発しんが消失するまで
水痘（水ぼうそう）	14～16日	飛沫，空気	すべての発しんが痂皮（かさぶた）化するまで
咽頭結膜熱（プール熱）	2～14日	飛沫，接触	主要症状（発熱，充血等）が消退した後2日を経過するまで
結核	3か月～数10年	空気	学校医その他の医師において感染のおそれがないと認めるまで
侵襲性髄膜炎菌感染症（髄膜炎菌性髄膜炎）	4日以内	飛沫，接触	学校医その他の医師において感染のおそれがないと認めるまで

（3）第三種感染症

　第三種感染症は，表4－3に示す通りです。比較的感染力が強く，**出席停止期間は病状により学校医その他の医師において感染のおそれがないと認めるまで**となっています。なお，学校で重大な流行がおこった場合には，その感染拡大を防ぐために，校長が学校医の意見を聞いて，第三種の感染症として緊急的に措置をとることができるとしています。第三種の「その他の感染症」として出席停止の指示をするかどうかは，感染症の種類や，地域等の状況を考慮して判断する必要があります。

表4－3　第三種感染症　**出席停止期間**の基準は，病状により学校医その他の医師において**感染のおそれがないと認められるまで。**

●コレラ　●細菌性赤痢　●腸管出血性大腸菌感染症（O157，O26，O111など）　●腸チフス　●パラチフス　●流行性角結膜炎　●急性出血性結膜炎　●その他の感染症

保育所における感染症対策ガイドライン（2018年改訂版，2023（令和5）年5月

一部改訂，2023（令和5）年10月一部修正）において，上記のうち，以下の感染症は，登園再開する際に，「医師が**意見書**を記入することが考えられる感染症」として掲げられています。

表4-4　第三種感染症　医師が意見書を記入することが考えられる感染症

主な感染症	潜伏期間	感染経路	出席停止期間のめやす
腸管出血性大腸菌感染症（O157，O26，O111 等）	主に10時間～6日。O157は3～4日	経口，接触	医師により感染のおそれがないと認められるまで。無症状の場合，トイレでの排泄習慣が確立している5歳以上の子どもは登園を控える必要はない。5歳未満の子どもでは，2回以上連続で便から菌が検出されなくなり，全身状態が良好であれば登園可能。
流行性角結膜炎	2～14日	飛沫，接触	結膜炎の症状が消失していること。
急性出血性結膜炎	24時間又は2～3日	飛沫，接触	医師により感染のおそれがないと認められるまで。

また，「その他の感染症」のうち，以下の感染症は，**保育所における感染症対策ガイドライン（2018年改訂版，2023（令和5）年5月一部改訂，2023（令和5）年10月一部修正）**において，「医師の診断を受け，保護者が**登園届**を記入することが考えられる感染症」として掲げられています。

表4-5　第三種感染症　医師の診断を受け，保護者が登園届を記入することが考えられる感染症

主な感染症	潜伏期間	感染経路	出席停止期間のめやす
溶連菌感染症	2～5日。伝染性膿痂しんでは7～10日	飛沫，接触，経口	抗菌薬の内服後24～48時間が経過していること。
マイコプラズマ肺炎	2～3週	飛沫	発熱や激しい咳が治まっていること。
手足口病	3～6日	飛沫，接触，経口	発熱や口腔内の水疱・潰瘍がなく，普段の食事がとれること。
伝染性紅斑（りんご病）	4～14日	飛沫	全身状態が良いこと。
ノロウイルス感染症	12～48時間	経口，飛沫，接触	嘔吐，下痢等の症状が治まり，普段の食事がとれること。
ロタウイルス感染症	1～3日	経口，接触，飛沫	嘔吐，下痢等の症状が治まり，普段の食事がとれること。
ヘルパンギーナ	3～6日	飛沫，接触，経口	発熱や口腔内の水疱・潰瘍の影響がなく，普段の食事がとれること。
RSウイルス感染症	4～6日	飛沫，接触	呼吸器症状が消失し，全身状態が良いこと。
帯状疱しん	不定	一度水痘に罹患すると神経節にウイルスがあるため発症することがある。	すべての発しんが痂皮（かさぶた）化していること。
突発性発しん	9～10日	唾液等	解熱し機嫌が良く全身状態が良いこと。

その他，保育所においてとくに適切な対応が求められる感染症として，以下の感染症が掲げられています。

第4章　子どもの病気の予防と適切な対応　135

表4−6　保育所においてとくに適切な対応が求められる感染症

主な感染症	潜伏期間	感染経路	留意すべきこと
アタマジラミ症	10〜30日。卵は約7日で孵化（ふか）する	接触	昼寝の際に頭と頭を接しないように布団を離して敷く。水泳帽，クシ，タオル，ロッカーなどを共用しない。地域での流行状況を把握しておく。
疥癬（かいせん）	約1か月	接触	手洗いを励行する。下着等は毎日交換する。地域での流行状況を把握しておく。治療開始後は，プール可。
伝染性軟属腫（水いぼ）	2〜7週	接触	伝染性軟属腫（水いぼ）を衣類，包帯，耐水性絆創膏等で覆う。プール後は皮膚の保湿をする。手洗いを励行する。
伝染性膿痂しん（とびひ）	2〜10日（長期の場合もある）	接触	手洗いを励行する。地域での流行を把握しておく。プールの水を介しての感染はないが，患部をかいて悪化したり，人と触れることがあるので，プールでの水遊びや水泳は治癒するまでやめておく。
B型肝炎	急性感染では45〜160日（平均90日）	血液媒介	最も効果的な感染拡大防止策はB型肝炎ワクチンの接種。血液や体液で感染する病気の予防のために，誰の血液や体液でも園児や保育者が直接接触しないようにする。プールでの伝播はない。傷がある場合は耐水性絆創膏で覆う。

　子どもや保育者等が感染症に罹患していることが判明したら，嘱託医等へ相談し，**感染症法や自治体の条例に基づき，感染症の種類や程度によって，市区町村，保健所等にすみやかに報告します**。保護者に対しては，嘱託医や看護師等の指示を受けて，感染症の発症状況や症状，予防方法等について説明します。また，子どもや保育者等の予防接種歴や罹患歴をすみやかに確認し，まだかかっていなくて予防接種も必要回数受けていない子どもに対しては，嘱託医や看護師の指示のもと，保護者に対して適切な予防法を伝えます。麻しんや水痘のように，発症した子どもと接触した後，72時間以内に予防接種を受けることで，発症の予防が期待できる感染症もあるため，予防接種を受けるかどうか，受けるなら，いつがよいか等について，かかりつけ医に相談するよう説明します。

　感染拡大を防止するためには，手洗いを徹底し，排泄物や嘔吐物を適切に処理します。また感染症の発生状況に応じて，消毒の頻度を増やすなど，施設内を適切に消毒します。感染症が発生した際は，施設長の責任のもとで，しっかりと記録にとどめることが大切です。

感染症発生時に記録しておくこと
- 欠席している子どもの人数と欠席理由
- 受診状況，診断名，検査結果，治療内容
- 回復して登園した子どもの健康状態の把握と回復までの期間
- 感染症が終息するまでの推移
- 保育者等，勤務している職員全員の健康状態　など

罹患した子どもが登園する際は，**学校保健安全法施行規則第19条**における「出席停止の期間の基準」に準じて，登園の目安を確認しておきます（表4－1, 2, 3参照）。

　登園再開の際の取扱いについては，子どもの負担や医療機関の状況を考慮し，市区町村の支援のもと，地域の医療機関や地区医師会，都道府県医師会や学校等と協議して決めることが大切です。

　保育所における感染症対策ガイドライン（2018年改訂版，2023（令和5）年5月一部改訂，2023（令和5）年10月一部修正）では，登園を再開するためには，疾患の種類によって，医師が記入する**意見書**か，または保護者が記入する**登園届**を，保護者から園に提出するという取扱いをすることが考えられるとしています。これらの**意見書**や**登園届**は，一律に作成・提出が必要であるわけではありませんが，こうした書式を用いることで，保護者も園も，登園再開の日を明確にすることが可能となります。園や自治体によって書式は違うことが多いのですが，使用する際は，事前に保護者に十分周知する必要があります。

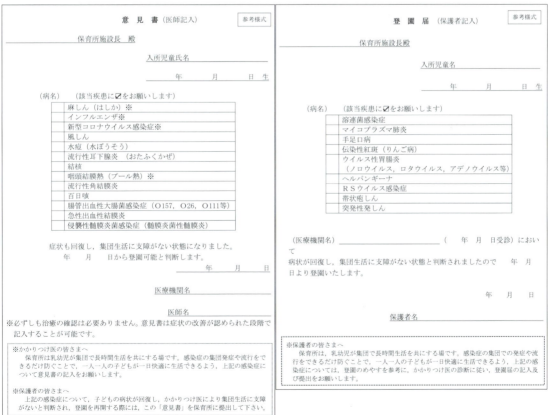

図4－12　意見書・登園届

出所：こども家庭庁『保育所における感染症対策ガイドライン（2018年改訂版，2023（令和5）年5月一部改訂，2023（令和5）年10月一部修正）』，2023年。

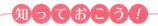

インフルエンザの出席停止期間の考え方

　2012（平成24）年4月1日付で，学校保健安全法施行規則が一部改正され，いくつかの学校感染症の出席停止期間等の基準が変更されました。その一つに第二種学校感染症に含まれるインフルエンザがあります。これまでは「解熱した後2日を経過するまで」だったインフルエンザの出席停止期間は，「発症した後5日を経過し，かつ解熱した後2日（幼児にあっては，3日）を経過するまで」と改正されました。

　最近では，インフルエンザと診断された場合は，イナビル®やリレンザ®，タミフル®などの抗インフルエンザウイルス薬が処方されることが多く，発症しても比較的症状が軽く済んだり，早めに解熱したりすることもあります。しかし，抗インフルエンザ薬の服用によって解熱が早まっても，発症後4～5日間はインフルエンザウイルスが排出されているという報告もあります。よって，解熱したかどうかに関わらず，発症後5日までは感染力があるという見解のもと，インフルエンザの出席停止期間に「発症した後5日を経過し」という文言がつけ加えられました。

　なお，「幼児にあっては，3日」という文言が入りました。これはとくに3歳以下ではウイルスの残存率が高く，ウイルスの排出期間が長くなる可能性が高いこと，乳幼児期では一度解熱しても再び発熱する二峰性発熱がみられる場合があること，さらに乳幼児は免疫力が未熟なため，より慎重に感染拡大を防止する必要があることなどにより，児童（小学生）以上より1日長い「解熱した後3日」という日数が設定されました。

　出席停止期間の日数の数え方ですが，ここでいう「発症」とは，症状が出た日，つまり発熱した日と考えます。発症日（発熱した日）は日数に入れず，発症日の翌日から「発症後1日目」と数えます。インフルエンザが発症し，翌日解熱したとしても，最短で発症後6日目からの登園になります。

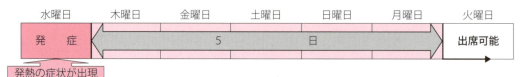

　また，「解熱した後」というのは，解熱した日は数に数えず，その翌日から「解熱後1日目」と数えます。

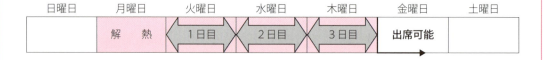

以上2つの条件を合わせて，出席停止期間を考えます。以下に早見表を示します。

表4-7 インフルエンザ出席停止期間の早見表（幼児）

		発症日	発症後								
		0日目	1日目	2日目	3日目	4日目	5日目	6日目	7日目	8日目	9日目
例1	発症後1日目に解熱した場合	発熱	解熱	解熱後1日目	解熱後2日目	解熱後3日目	発症後5日目	登園可能			
		出席停止									
例2	発症後2日目に解熱した場合	発熱	発熱	解熱	解熱後1日目	解熱後2日目	解熱後3日目	登園可能			
		出席停止									
例3	発症後3日目に解熱した場合	発熱	発熱	発熱	解熱	解熱後1日目	解熱後2日目	解熱後3日目	登園可能		
		出席停止									
例4	発症後4日目に解熱した場合	発熱	発熱	発熱	発熱	解熱	解熱後1日目	解熱後2日目	解熱後3日目	登園可能	
		出席停止									
例5	発症後5日目に解熱した場合	発熱	発熱	発熱	発熱	発熱	解熱	解熱後1日目	解熱後2日目	解熱後3日目	登園可能
		出席停止									

表4-8 インフルエンザ出席停止期間の早見表（小学生以上）

児童（小学生）以上は，「解熱後2日」で登校可能になるため，幼児の場合より1日早い登校となります。

		発症日	発症後								
		0日目	1日目	2日目	3日目	4日目	5日目	6日目	7日目	8日目	9日目
例1	発症後1日目に解熱した場合	発熱	解熱	解熱後1日目	解熱後2日目	発症後4日目	発症後5日目	登校可能			
		出席停止									
例2	発症後2日目に解熱した場合	発熱	発熱	解熱	解熱後1日目	解熱後2日目	発症後5日目	登校可能			
		出席停止									
例3	発症後3日目に解熱した場合	発熱	発熱	発熱	解熱	解熱後1日目	解熱後2日目	登校可能			
		出席停止									
例4	発症後4日目に解熱した場合	発熱	発熱	発熱	発熱	解熱	解熱後1日目	解熱後2日目	登校可能		
		出席停止									
例5	発症後5日目に解熱した場合	発熱	発熱	発熱	発熱	発熱	解熱	解熱後1日目	解熱後2日目	登校可能	
		出席停止									

（鈴木）

3 その他の子どもの病気

1 アレルギー疾患

　私たちの体には，外部から侵入してきた異物である**抗原**を排除しようとするはたらきがあります。体は次に同じ抗原が侵入してきた時に，抗原と結びついて体内から排除する役割をする**抗体**をつくります。これを**抗原抗体反応**といい，このはたらきを**免疫**といいます（**1**感染症とは（p.96）参照）。この免疫のおかげで，病原体などから体を守ることができています。しかし時折それが病原体などではない無害なものに対してまで過剰に反応してしまうことがあります。この過剰な免疫反応を**アレルギー反応**といい，アレルギー反応の原因となるものを**アレルゲン**といいます。

　園には，さまざまなアレルギー疾患がある子どもがいます。アレルギー疾患は，急激な体調変化をおこすことがあるため，子どもや保護者は園生活に不安を感じている場合が少なくありません。子どもが，安全そして安心して園生活を送れるように，保育者は医療従事者を含む多職種で連携し，保護者とともに正しい知識を共有し，協力して子どもを見守っていくことが重要です。2017（平成29）年告示の保育所保育指針においても，アレルギー疾患がある子どもの保育について，保護者と連携することや，医師の診断や指示に基づいて，園で適切な対応を行うことが明記されています。一例としては，医師が記入した**生活管理指導表**に従って，職員と保護者が協議を行い，園生活での対応を決めるなどです。アレルギー疾患生活管理指導表の発行は，保護者の負担を軽減するため，2022（令和4）年4月から医療保険適用となりました（主治医と園医が同じ場合は，この限りではありません）。

　また災害が発生した際には，いつもとは違う環境で保育を行うことも想定されます。アレルギー疾患がある子どもは，環境の変化やストレスなどによりアレルギー症状を発症したり，症状が悪化したりすることがあります。食物アレルギーの子どもは，避難所で提供される食事が食べられなかったり，誤ってアレルゲンが含まれる食べ物を食べてしまう誤食の危険性もあります。アレルギー疾患がある子どもの災害時の備えとして，通常の備えに加えて，薬の確認や食べられる食品などの準備などもしておきましょう。

　東京都は2009（平成21）年から5年ごとに，都内の保育園や幼稚園などに通う子どものアレルギー疾患に関する調査を行っています。2019（令和元）年の調査では前回の調査に比べ，食物アレルギーの子どもやエピペン®を処方されている子どもを預

かる施設が増えたこと，生活管理指導表の使用が進んでいることが明らかになりました。保育者はこうした現状を踏まえ，常にアレルギー等に関心を持ち，研修会に参加するなど最新情報を取り入れるようにしましょう。加えて，アレルギー疾患がある子どもやその保護者のストレスが少しでも少なくなるように，安心・安全に配慮した保育を行うとともに，子どもや保護者の気持ちに寄り添った対応も心がけていきましょう。

図4－13　東京都の保育施設等においてアレルギー疾患があると確認されている子どもの割合（調査対象の在籍総数に対して）

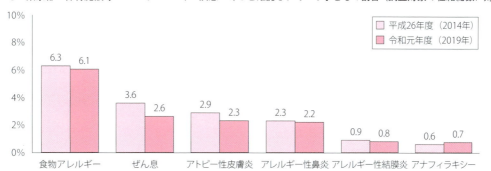

出所：東京都健康安全研究センター『アレルギー疾患に関する施設調査（令和元年度）報告書』，2020年より筆者作成。

図4－14　東京都の調査対象施設においてアレルギー疾患のある子どもが在籍している割合

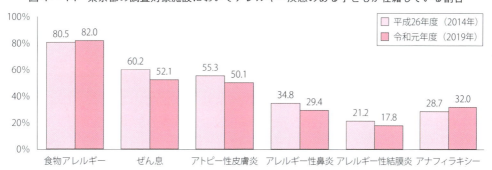

出所：東京都健康安全研究センター『アレルギー疾患に関する施設調査（令和元年度）報告書』，2020年より筆者作成。

食物アレルギー

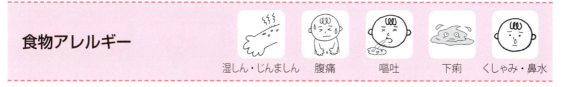

湿しん・じんましん　腹痛　嘔吐　下痢　くしゃみ・鼻水

　アレルゲンとなる特定の食品が体内に入ると，それを体が抗原とみなして排除しようとするため，皮膚・粘膜症状（かゆみ，じんましん等），消化器症状（腹痛，嘔吐，下痢等），呼吸器症状（くしゃみ，鼻汁，喘鳴，息苦しさ等）などさまざまなアレルギー症状が出ます。**即時型食物アレルギー**（食物を摂取して2時間以内，特に30分以内になん

第4章　子どもの病気の予防と適切な対応　141

らかの症状が出現する）の主な原因食物は鶏卵・牛乳・小麦といわれますが，最近では特に木の実類のアレルギーが増加してきています（**知っておこう！** アレルギー表示の対象 28 品目　参照）。その他，ピーナッツ・果物類・魚卵・甲殻類・ソバなど，さまざまな原因食物があります。

　特に乳幼児においては食物アレルギーが多く，全食物アレルギーの 8 割が 2 歳までに発症するといわれています。月齢・年齢が小さい子どもがアレルギーや食材の制限などについて理解することは難しいことも多く，誤食を防止するためには保育者の配慮が必要不可欠です。

知っておこう！

アレルギー表示の対象 28 品目―2023（令和 5）年 3 月 9 日くるみの表示が義務化―

　2015（平成 27）年 4 月に**食品表示法**が施行され，これまで食品衛生法，健康増進法，JAS 法という 3 つの法律で定められていた食品表示のルールが一元化されました。これにより，加工食品のアレルギー表示の仕方も見直され，食品表示法の規定に基づいて，具体的な表示ルールである食品表示基準や，関連通知等に従って表示することになりました。

　2023（令和 5）年 3 月 9 日に食品表示基準が改正され，アレルギー表示が義務付けられた品目（**特定原材料**）に**くるみ**が追加され，特定原材料は 8 品目になりました。これまでくるみは**特定原材料に準ずるもの**に含まれていましたが，昨今のくるみによるアレルギー症例数の増加等により**特定原材料**に格上げとなり，表示の義務が課されるようになったのです。

　この改正では，経過措置期間として 2025（令和 7）年 3 月 31 日まで設けられているため，この期間までは，くるみが特定原材料として表示されていない可能性があります。特にくるみアレルギーの子どもが在園している場合は，十分な確認が必要です。

　なお，カシューナッツについては「特定原材料に準ずるもの」として変更がないため，

表 4 − 9　加工食品のアレルギー表示対象品目

義務 特定原材料 8 品目	卵　乳　くるみ（2023 年に表示義務化）　小麦　落花生　えび　そば　かに
推奨 特定原材料に準ずるもの 20 品目 （注：義務ではないため，含まれていても表示されないことがあります。）	いくら　キウイフルーツ　大豆　バナナ　やまいも　カシューナッツ　もも　ごま　さば　さけ　いか　鶏肉　りんご　あわび　オレンジ　牛肉　ゼラチン　豚肉　アーモンド（2019 年に追加）　マカダミアナッツ（2024 年に追加）

出所：消費者庁「加工食品の食物アレルギー表示ハンドブック」，2023 年より筆者改編。

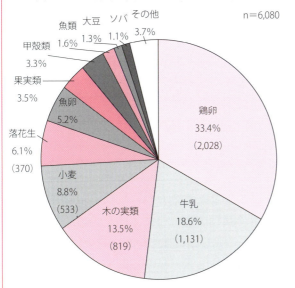

図4-15 即時型食物アレルギーの原因食物

表4-10 木の実類内訳

種類	n	全体に対する%
クルミ	463	7.6%
カシューナッツ	174	2.9%
マカダミアナッツ	45	0.7%
アーモンド	34	0.6%
ピスタチオ	22	0.4%
ペカンナッツ	19	0.3%
ヘーゼルナッツ	17	0.3%
ココナッツ	8	0.1%
カカオ	1	0.0%
クリ	1	0.0%
松の実	1	0.0%
ミックス・分類不明	34	0.6%
合計	819	

出所：消費者庁「令和3年度食物アレルギーに関連する食品表示に関する調査研究事業報告書」，2022年。

現在は必ずしも表示されているとは限りませんが，木の実類のアレルギーの中で，くるみに次いで症例数が増加しているため，可能な限り表示するようにとされています。さらに，2024（令和6）年に，マカダミアナッツが「特定原材料に準ずるもの」として追加されました。

2021（令和3）年度の消費者庁「食物アレルギーに関連する食品表示に関する調査研究事業報告書」によると，即時型食物アレルギーの原因食物は，全体では1位鶏卵（33.4%），2位牛乳（18.6%），3位木の実類（13.5%）と，最近では木の実類の割合が増加してきています（図4-15参照）。また年齢別にみると，1～2歳では，1位鶏卵（36.3%），2位牛乳（17.6%），3位木の実類（15.4%）となり，第3位に木の実類が入ってきています。3～6歳では，1位木の実類（27.8%），2位牛乳（16.0%），3位鶏卵（14.7%）と，第1位が木の実類となっています。このように，昨今の幼児期におけるアレルギーの原因食物は，木の実が増加傾向であるということを押さえておきましょう。

園で市販のおやつなど提供する際，また食育活動で市販品の加工食品（ハム，ソーセージ，カレーのルー他）を使用する際などは，食品表示も含め，複数の職員同士や保護者との間で十分な確認が必要です。

みなさんが良く手に取るお菓子などの外箱にも，最近はわかりやすくアレルギー表示の対象品目が明記されていますので，ぜひ食品表示についても関心を持って見てみてください。

(鈴木)

消費者庁「加工食品の食物アレルギー表示ハンドブック」2023年。
消費者庁「令和3年度食物アレルギーに関連する食品表示に関する調査研究事業報告書」2022年。

第4章　子どもの病気の予防と適切な対応　143

園での対応

●園で「初めて食べる食物」がないようにする

　今まで食べたことがない食物についてアレルギー反応がおこるかどうかは、食べてみなければわかりません。新たな食物アレルギーを誘発させない工夫として、可能であれば家庭において2回以上、園での提供と同じか、それ以上の量を食べて症状が出ないことを確認してから、その食物を食べるとよいでしょう。

●アレルギー食対応の単純化

　原因食品の除去の程度は子どもによってさまざまです。それぞれに細かく対応することは調理や管理が煩雑になるだけでなく、誤食発生の原因にもなります。そのため園での対応は安全を最優先し、できるだけ単純化したアレルゲンの**完全除去**か**解除**の2つで対応するべきとされています。ただし、調理室の環境が整っており、対応できる栄養士や調理員がいる場合などは個別に対応することを否定するものではありません。

　除去食の対応において注意しなければならないのは、不必要な除去を行うことなく**必要最小限の除去**にすることです。心配が先立ち、本来食べられる食物まで除去してしまうと、成長期の子どもに必要な栄養が十分にとれなくなるおそれがあります。主なアレルゲンである鶏卵、牛乳、小麦は年齢があがるうちに耐性化（食べられるようになる）する子どもが多く、3歳までに約5割、6歳までには約7割で解除が進みます。そのため定期的（半年～1年ごと）に除去の要・不要について主治医と相談してもらいます。**生活管理指導表**や**緊急個別対応票**等を作成し、その都度よく確認することが必要です。

●アレルギー用調整粉乳の使用

　牛乳アレルギーがある子どもには、アレルギー用調製粉乳を使用することになります。アレルギー用調整粉乳にはいくつか種類があるので、どのミルクを使用するかは主治医の指示に従います。

●加工食品の原材料表示をよく確認する

　加工食品を使用する際には原因食品が含まれていないものにします。原材料の確認がとれないものは使用しないようにしましょう。

●調理室において効率的で混入（**コンタミネーション**）のない調理と搬送

　調理の段階で原因食品が混入しないよう注意してもらうことはもちろんですが、食事を保育室まで運ぶまでの間に誤配がないようにします。目印をつけたり、職員同士が声をかけ合って確認することを怠らないようにしましょう。

●職員による誤食防止の体制作り

　園での安全な食事のためには、アレルギー疾患がある子どもの状況をしっかりと把握し、

職員全員が食物アレルギーに対する知識と意識を持つことが大切です。職員間で役割の分担を行い，連携を密にして対応に漏れがないように注意します。

●食材を使用するイベントの管理

　小麦粉粘土の使用や豆まきなど食事以外に食材を使用する時に注意が散漫になる傾向があります。その食材を吸い込んだり，触れただけでも症状が出る子どもがいるので気をつけましょう。

　また運動会や遠足の時などに誤食がおこる傾向があります。お弁当の場合には，他の子どもと食べ物を交換したり，他の子どものお弁当を食べてしまったりしないよう注意します。

●保護者との連携

　家庭での食生活の延長線上に園での食事があるという認識で，保護者と保育者が連携することが求められます。毎月，給食の献立を確認したり，家庭での様子を聞いたりしましょう。制限のある食材が多かったりして日々の食事に疲れている保護者もいます。そのような保護者の気持ちに寄り添うよう努めることも大切です。

●除去していたものを解除するときの注意

　園で除去していたものを解除する時には2通りのケースがあります。一つは**未摂取なものを解除する時**，もう一つは**アレルギー症状が出たため除去していたものが食べられるようになって解除する時**です。解除の判断は保護者の自己判断ではなく，医師によく相談して指導を受けた結果を使用するようにしましょう。

　また解除の指示は口頭のやりとりだけで済ますのではなく，必ず所定の書類を作成して対応するようにします。

図4－16　除去解除申請書の参考例

＜参考例＞

除去解除申請書（定型①） 　　　　　　　　　　年　　月　　日 （施設名）＿＿＿＿＿＿＿＿ （クラス等）＿＿＿＿＿＿＿ （児童氏名）＿＿＿＿＿＿＿ 本児は生活管理指導表で「未摂取」のため除去していた（食品名：　　　　　　）に関して，医師の指導の下，これまでに複数回食べて症状が誘発されていないので，保育所における完全解除をお願いします。 　　（保護者氏名）＿＿＿＿＿	除去解除申請書（定型②） 　　　　　　　　　　年　　月　　日 （施設名）＿＿＿＿＿＿＿＿ （クラス等）＿＿＿＿＿＿＿ （児童氏名）＿＿＿＿＿＿＿ 本児は生活管理指導表で「未摂取」以外を理由に除去していた（食品名：　　　　　　）に関して，医師の指導の下，これまでに複数回食べて症状が誘発されていないので，保育所における完全解除をお願いします。 　　（保護者氏名）＿＿＿＿＿

出所：厚生労働省「保育所におけるアレルギー対応ガイドライン（2019年改訂版）」，2019年，p.43。

このようにアレルギー症状を予防するためには，さまざまな対応が必要です。全職員の共通理解のもと万全な体制を整えていきましょう。
　一方，発想を転換させて，全員でアレルゲンの入っていない給食を食べる取り組みをしている園もあります。

> **知っておこう！**
>
> **みんなで同じものを食べる給食**
>
> 　アレルギーのある子どもも，ない子どもも同じものを食べられるような給食を提供することも，事故をなくす上では非常に有効な手段です。2017（平成29）年告示の**保育所保育指針**でも食物アレルギーに関して，より安全に対応するよう謳われています。2018（平成30）年に作成された**保育所保育指針解説**でも，給食対応の単純化（完全除去か全解除かの二者択一の対応）を原則とし，アレルゲンとなる頻度の高い卵や牛乳，小麦等を給食に使用しない献立を作成したり，食材が違う場合には指差し声出し確認をすることなどが提言されています。卵や牛乳を使用しない給食や，卵・牛乳・小麦を使用しない給食を提供することで，ほぼ全員が同じ給食を食べることができる場合もあります（**ユニバーサル給食・なかよし給食**）。食物アレルギーのある子どもが食べることが苦痛にならないよう，園ではさまざまな工夫をしていきましょう。誕生会の時だけでも，アレルギーのある子どももみんなと同じおやつが食べられるような配慮も大切です。
>
> 　　　　　　　　　　　　　　　　　　　　　　　　　　　　　　　　　　　　　（鈴木）

　注意しなければならないのは，**アナフィラキシー**によるショック症状です。アナフィラキシーとは，**複数のアレルギー症状が同時に，かつ急激に現れた状態**のことです。血圧の低下や意識障害などのショック症状を伴うものを**アナフィラキシーショック**といい，適切に対応しないと死に至ることもあります。アナフィラキシーを一度でもおこしたことがある子どもやその危険性がある子どもがいる場合には，日頃から十分気をつけて保育を行う必要があります。
　またショック状態になる前に**アドレナリン**の**自己注射（エピペン®）**を使用することで，救命率が上がります。アドレナリンには，心臓のはたらきを強めたり，血圧を上げたり，気管や気管支を拡げる作用があります。ただし子どもが自分でエピペン®を使用することは難しいので，保育者がエピペン®の使用を介助する必要が出てきます。万が一，アナフィラキシーショックをおこしてしまった場合は救急搬送を基本としますが，エピペン®が処方されている場合は，迅速に注射することも想定しておきます。体位は**足を頭より高くして寝かせ，嘔吐に備えて，顔を横向きにします**。意識状態や呼吸，心

拍の状態，皮膚の色などを確認し，場合によっては一次救命処置を行います。園では緊急時に備え，嘱託医，主治医と連携を取り，救急搬送の体制を整えておきます。

知っておこう！
エピペン®の取り扱いについて

　エピペン®は本来，本人または保護者が注射すべきものですが，園では低年齢の子どもを保育しているため，緊急時には保育者が子どもに接種することが想定されます。

　エピペン®を預かる際は，保護者と面接し，緊急時の対応について十分確認し，**緊急時個別対応票**を作成します。また，この内容については定期的に確認しておく必要があります。エピペン®の保管に際しては，アナフィラキシー症状の発現時に備えてすぐに取り出せる場所で，かつ職員全員がわかる場所がよいでしょう。

　接種のタイミングとしては，ショック症状に陥る前の段階（**プレショック症状**）で投与することが効果的であるといわれています。なおエピペン®を接種し症状に改善がみられたとしても，**必ず医療機関に搬送**するようにします。

◆それぞれの動作を声に出し，確認しながら行う

① ケースから取り出す
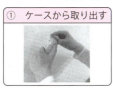

② しっかり握る
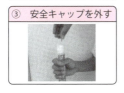

③ 安全キャップを外す

④ 太ももに注射する
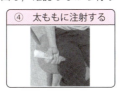

⑤ 確認する
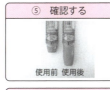
使用前　使用後

⑥ マッサージする
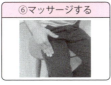

介助者がいる場合
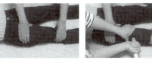
介助者は，子どもの太ももの付け根と膝をしっかり抑え，動かないように固定する

注射する部位
・衣類の上から，打つことができる
・太ももの付け根と膝の中央部で，かつ真ん中（Ⓐ）よりやや外側に注射する

仰向けの場合
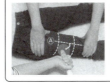

座位の場合

出所：東京都福祉保健局『食物アレルギー緊急時対応マニュアル』，2018 年。

　アレルギー疾患がある子どもの増加を受けて，今後，保育者がエピペン®を子どもに注射する可能性はますます高くなるでしょう。エピペン®を使用するかどうかは，日本小児アレルギー学会が 2014 年に発表した以下の**一般向けエピペン®の適応**を参考に，下記の症状が

一つでもあれば，躊躇なく打ちましょう。子どもの不安は受け止めつつ，大人が冷静に打つタイミングを判断するようにします。

一般向けエピペン®の適応（日本小児アレルギー学会）

エピペン®が処方されている患者でアナフィラキシーショックを疑う場合，下記の症状が一つでもあれば使用すべきである。

消化器の症状	・繰り返し吐き続ける	・持続する強い（がまんできない）おなかの痛み	
呼吸器の症状	・のどや胸が締め付けられる	・声がかすれる	・犬が吠えるような咳
	・持続する強い咳込み	・ゼーゼーする呼吸	・息がしにくい
全身の症状	・唇や爪が青白い	・脈を触れにくい・不規則	
	・意識がもうろうとしている	・ぐったりしている	・尿や便を漏らす

出所：日本小児アレルギー学会HP，2014年。

（鈴木）

なおエピペン®には，体重が15kg以上30kg未満で処方される0.15mgのものと，30kg以上で処方される0.3mgのものの2種類があります。実際にはアレルギー疾患児の割合が高い低月齢の子どもに対しては，体重が15kg未満であると処方されないということになります。エピペン®が処方されていない場合でも，内服薬を飲ませるタイミングの確認など，緊急時に備えて訓練しておきましょう。

気管支ぜん息
(asthma)

咳・喘鳴　　痰

気道がアレルゲンに反応して，ゼーゼー，ヒューヒューという呼吸音（喘鳴）を伴った呼吸困難の発作を繰り返す疾患です。アレルゲンになるものは，ハウスダスト，ダニ，カビ，花粉，動物の毛などです。アレルギー反応により気道が炎症をおこし，狭くなることで発作がおこりやすくなるといわれています。一般的に適切な発作治療薬により症状は改善しますが，命に関わることもあるので注意が必要です。

気管支ぜん息の人の気道は，発作がおきていない時でも，気道の粘膜がむくんだ状態で，刺激に対して過敏になっています。さらにぜん息発作時は気道の平滑筋が収縮し，痰や分泌物も増え，狭い気道がさらに狭くなります。呼吸はゼーゼーという音がして苦しくなります。気道が過敏になっていると，運動，大笑いや大泣き，天候不順

（季節の変わり目や梅雨や台風の時期），ストレスや過労なども刺激となり発作がおきやすくなります。

図4－17 気道の状態の違い

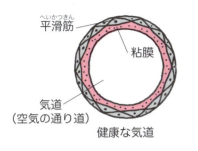
健康な気道

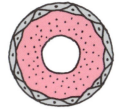
発作がおきていない時の気道

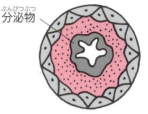
発作がおきている時の気道

園での対応

●アレルゲンを減らす環境整備

　ダニは多くのぜん息患者のアレルゲンとなっているため，ダニ対策は重要です。ダニは人の垢やフケ，食べこぼしなどをエサにして繁殖します。こまめに掃除機をかけることでダニを減らすだけでなく，ダニのエサを減らし繁殖を防ぎます。寝具はとくにダニが繁殖しやすいので，シーツやカバー類はこまめに洗濯し，布団は掃除機や布団乾燥機を利用して手入れをするようにします。

●気管支ぜん息の状況の把握

　気管支ぜん息の治療においては，発作がない状態（コントロールが良い状態）を維持すること，日常生活やスポーツが普通にできること，呼吸機能などの検査が正常であることが目標になります。悪化因子への対策，薬物療法，体力作りが治療の三本柱といわれています。気管支ぜん息の子どもは症状のコントロール状態を定期的に評価しながら治療内容を調整しているので，保育者は保護者にコントロール状態を確認するようにします。保育者が気管支ぜん息のコントロール状態を把握することで，園生活においても発作の予防に留意することができます。動物との接触や運動等についても事前に相談しておくとよいでしょう。

●園で発作がおきてしまったら

　発作がそれ以上悪化しないよう直前に行っていた活動を中断し休ませます。そして，すみやかに保護者に連絡します。一般的には寝かせるよりも，衣服を緩め，座って呼吸をさせたほうが楽になるとされています。痰が出るようであれば，水を飲んで痰を吐き出しやすくします。本人が一番不安を感じているので，保育者はあわてたりせず安心感

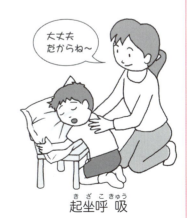
起坐呼吸

第4章　子どもの病気の予防と適切な対応　149

を与えることが大切です。発作により遊んだり話したりできない場合や呼吸が苦しそうな場合，気管支拡張薬が手元にない場合は早めに受診するようにします。

図4－18 ぜん息発作時の観察のポイント

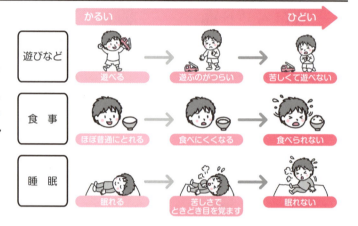

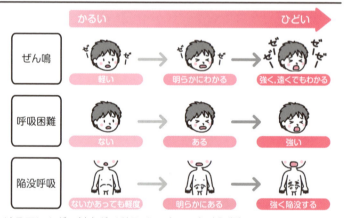

出所：厚生労働省「保育所におけるアレルギー対応ガイドライン（2019年改訂版）」，p.52

アトピー性皮膚炎
（atopic dermatitis）

かゆみ　湿しん・かさつき

　アトピー性皮膚炎は皮膚の乾燥と，かゆみ（掻痒(そうよう)）のある湿しんが出たり治ったりを繰り返す疾患です。皮膚には本来，外部からの刺激や有害物質の侵入を防ぐバリア機能が備わっています。皮膚が乾燥していると皮膚から水分が蒸発しやすくなり，バリア機能が弱まります。バリア機能が弱まると，ちょっとした刺激でもかゆみを感じ

やすくなります。乾燥状態を放置すると，かゆみを感じ，掻くことで皮膚がはがれたり，赤くなったりして皮膚に炎症がおきます。すると，さらにバリア機能が弱まり，外部からの刺激を受けやすくなり，かゆみが増して掻いてしまいます。その結果，皮膚炎が悪化し皮膚がゴワゴワと硬くなったり，色素沈着をおこします。このように皮膚の乾燥を放置すると皮膚炎は悪循環をおこすことがあります。アトピー性皮膚炎も皮膚のバリア機能が低下している状態のため，ほこりや汗などの悪化因子の影響を受けやすく，症状の悪化を招きやすくなっています。

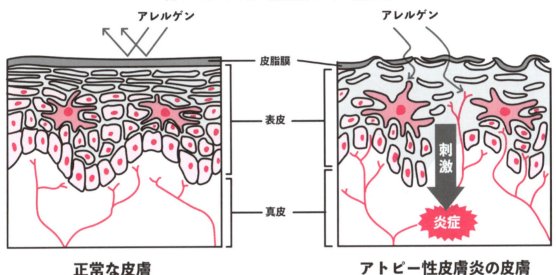

図4-19 アトピー性皮膚炎のバリア機能障害

出所：独立行政法人環境再生保全機構「ぜん息悪化予防のための小児アトピー性皮膚炎ハンドブック」（平成21年7月）より。

　アトピー性皮膚炎は適切な治療やスキンケアを行うことにより症状をコントロールできるようになってきました。症状を上手にコントロールできれば，他の子どもと同じように生活をすることができます。
　アトピー性皮膚炎の治療の三本柱といわれている基本的なケアや治療を行うことで，皮膚のバリア機能を修復し，症状の改善がみられるようになります。
　アトピー性皮膚炎の治療の三本柱は，以下の通りです。
- 原因・悪化因子を取り除く：室内のそうじや換気，洗濯，原因となる食物の除去など。
- スキンケア：入浴やシャワーなどで皮膚を洗って清潔にし，保湿を行う。

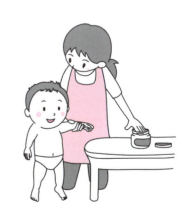

●薬物療法：患部への外用薬の塗布やかゆみに対する内服薬の使用など。

薬物療法に関しては**ステロイド外用薬**が処方されることが多く，副作用を心配する保護者も少なくありません。ステロイド外用薬は炎症を抑え，かゆみを軽減する効果が高い薬です。ステロイド外用薬は医師の指示に従い使用すれば，ステロイド内服薬にくらべ，副作用はあらわれにくいといわれています。副作用として色素沈着をおこすと誤解されることがありますが，色素沈着はアトピー性皮膚炎の炎症によるもので，ステロイド外用薬を塗らずに炎症を放置するほうが皮膚が黒くなりやすいので保育者も適切な使用法を理解しておきましょう。

タクロリムス軟膏（プロトピック®）もアトピー性皮膚炎の炎症とかゆみを抑える主要な外用薬です。2歳未満の乳幼児には現在使われていませんが，園でタクロリムス軟膏を塗ることがある場合は，その直後に長く日光に当たらないようにしましょう。

また，アトピー性皮膚炎の人の皮膚は正常に見える部分でも乾燥しやすく，バリア機能が低下しているため保湿剤の使用も大切です。園で保湿剤や外用薬を塗る場合は，生活管理指導表や与薬依頼票に従い対応するようにします。

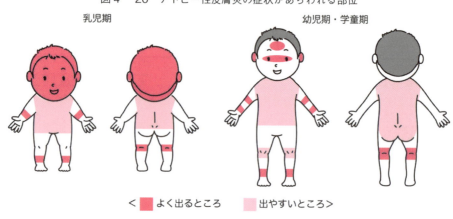

図4-20　アトピー性皮膚炎の症状があらわれる部位

乳児期　　　　　　　　　　　幼児期・学童期

＜■よく出るところ　■出やすいところ＞

現場では・・・　　**園で薬を預かる時の注意**

2018（平成30）年2月にとりまとめられた**保育所保育指針解説の第3章に与薬に関する留意点**が記されており，「保育所において子どもに薬（座薬等を含む。）を与える場合は，医師の診断及び指示による薬に限定する。その際は，保護者に医師名，薬の種類，服用方法等を具体的に記載した与薬依頼票を持参させることが必須である。」とあります。

園で薬を預かる際は，必ず保護者から所定の**与薬依頼票**を提出してもらいます。預

かる薬は，医師から子どもに処方された薬に限定し，保護者の個人的な判断で持参した薬には，対応しないようにします。またそのことについては，入園の際に伝えておくとよいでしょう。

預かった薬は，誤って違う子どもに与えてしまわないように，薬品戸棚など子どもの手の届かない場所に保管します。また預かった薬の保管場所は，全職員に周知しておきます。

(鈴木)

図4−21　与薬依頼票の例

与薬依頼票（保護者記載）

※与薬＝薬を与えること

私は貴保育園において保育時間内に子どもに与薬をしていただきたいので申込みます。
つきましては保護者の責任のもと，下記の通りに与薬をお願いいたします。

申込先：　　　　　　　　園長様

申込日：西暦　　年　　月　　日

園児名	男・女
生年月日	西暦　　年　　月　　日　　歳　　か月
保護者氏名	㊞
※連絡先（TEL）	※いつでも確実に連絡できる場所，連絡方法を記載してください。

与薬内容

病名	
薬の名前	
薬の作用	抗生物質・抗けいれん薬・抗アレルギー薬・かゆみ止め，その他（　　）
種類や量 与薬時間	散薬（粉薬）　1回に　　包　昼食前・昼食後 ／ 水薬（シロップ）　1回に　　目盛　昼食前・昼食後 ／ 坐薬　1回に　　個　発熱時（　℃）で ／ 外用薬（ぬり薬）　1日　　回　シャワー後・プール後
期間	西暦　　年　　月　　日〜西暦　　年　　月　　日　最長6か月まで
処方日	西暦　　年　　月　　日に処方されました
処方医師	先生　　　　　　　　　医院・病院
特記事項	

＜与薬にあたっての約束事項＞
・この与薬申込書は必ず保護者が記載してください
・事前に医師と相談し，保育時間内の与薬がどうしても必要になった場合に限り申込んでください
　（処方の際，通園・在園していることを伝え，可能な限り家庭での与薬となるよう相談してください）
・与薬は医師が処方した薬に限ります（市販薬不可）　薬剤情報提供書を添えて提出してください
　また，家庭で1回以上服用させて，副作用などの問題がないことを確認してから持参してください
・薬は1回ずつに分けて，お子さんの名前，薬品名，日付・与薬時間を記載し，1日分のみ持参してください
・この与薬申込書および必要があれば医師の診断書を提出していただくことがあります

出所：日本保育保健協議会 HP「与薬申込書」より筆者改変。

第4章　子どもの病気の予防と適切な対応　153

園での対応

●かゆみが出た場合の対応・手当て

　患部を，濡らしたタオルや保冷剤で冷やします。とくに運動した後などは，体が温まって非常にかゆみが増すことがあります。そのような時は，エアコンのきいた涼しい部屋で休ませるようにしましょう。なお，かゆみがおさまらないような時は保護者に伝え，必要があれば主治医から処方された薬を，与薬依頼票と一緒に預かることもあります。塗布する際は，手指の清潔にも気をつけます。なお園で常備しているかゆみ止め等は塗布してはいけません。

●アトピー性皮膚炎を悪化させないために園でできること

　汗をかいた時には，汗を拭いて着替えたり，患部をシャワーで流したりします。

　プールの後は体をよく洗います。プールの水には消毒のために塩素剤が投入されています。その塩素がアトピー性皮膚炎を悪化させる原因となります。顔もよく洗うようにしましょう。とくに目のまわりは皮膚が薄く，アトピー性皮膚炎の症状が出やすい場所です。また腰洗い槽は，プールの水よりも塩素の濃度が高くしてあります。皮膚の弱い子は腰洗い槽の使用は控えて，シャワーで十分洗うなどして対応しましょう。

　また紫外線によって症状が悪化する可能性があるとの申し出が保護者からあった場合は，水着の上からＴシャツやズボンを着せたり，帽子，日焼け止めクリームなどで，直射日光があたる量を少なくするよう，こころがけます。日陰や室内でこまめに休憩するよう配慮しましょう。なお日焼け止めクリームは，SPF（sun protection factor：UVB防御指数）が極端に高いものは皮膚への負担が大きく，かぶれる原因にもなるので，子どもの場合はSPFは20前後，PA（protection grade of UVA：UVA防御指数）は＋＋程度のものがよいとされています。ただし，１歳未満の乳児に対する日焼け止めクリームの安全性は確立されていないため，塗るのであれば１歳以上で湿しんなどのない皮膚にのみ使用することが望ましいとされています。

（鈴木）

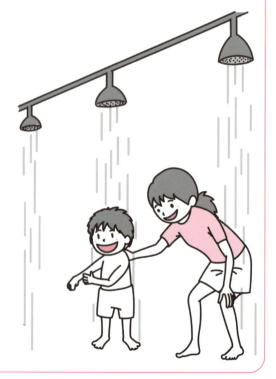

アレルギー性結膜炎
（allergic conjunctivitis）

目やに・なみだ目　充血

アレルギー性結膜炎は，目に飛び込んだアレルゲンによって，目の粘膜や結膜にアレルギー反応による炎症がおこります。目のかゆみ，なみだ目，ごろごろとした異物感，目やになどが主な症状です。

通年性のアレルギー性結膜炎は，ハウスダスト，ダニの成分，ペットの毛やフケなどが原因となります。季節性のアレルギー性結膜炎はスギ，カモガヤ，ブタクサなどの花粉が原因となります。

治療には主に点眼薬を使用します。加えてアレルギーの原因となるものを取り除いたり，回避したりすることも大切です。

園での対応

●屋外活動で気をつけること

通年性のアレルギー性結膜炎の場合は，季節に関わらず，土ぼこりなどで症状の悪化がみられることがあります。外から戻ったら，顔を洗ったり，拭いたりします。市販の目薬には清涼感が強く子どもに適さない物もありますので，涙に近い成分で作られた人工涙液で目を洗うのがよいでしょう。

季節性のアレルギー性結膜炎の場合は，原因となる花粉の飛散時期の屋外活動には注意が必要です。特に風の強い晴れた日には花粉の飛散量が多くなります。ゴーグル型の眼鏡を使用したりするとよいでしょう。

●プールで気をつけること

プールの際は，プールの水に消毒として含まれる塩素が，結膜や角膜の刺激となるため，保護のためにゴーグルを用いるとよいでしょう。プールから上がったら水道水で洗顔します。プールサイドでよくみられる噴水式の洗眼用器具は，水道水に塩素が含まれているため積極的な使用は好ましくありません。人工涙液による点眼がよいとされています。

アレルギー性鼻炎
(allergic coryza)

くしゃみ　鼻水・鼻づまり

　アレルギー性の鼻炎で鼻から入ってくるアレルゲンによりアレルギー反応をおこします。症状は発作性，反復性のくしゃみ，鼻汁，鼻づまりが主な症状です。鼻がかゆいため，鼻をよくいじるなどの動作をすることがあります。目のかゆみを伴うこともあります（アレルギー性結膜炎（p.155）参照）。発熱やのどの痛み，咳などの症状はみられず，経過が長くなることが特徴です。

　通年性のアレルギー性鼻炎は主にハウスダストやダニ，動物の毛やフケなどが原因でおこります。季節性のアレルギー性鼻炎はスギ，カモガヤ，ブタクサなどの花粉が原因となります。

　アレルギー性鼻炎は原因となるアレルゲンの除去や回避が治療の基本となります。症状がひどい場合には内服薬や点鼻薬を組み合わせて使用することもあります。

園での対応

●屋外活動で気をつけること
　主な原因は，花粉，ハウスダスト，ダニ，動物の毛などさまざまです。花粉の場合は，種類により飛散する時期も違います。花粉が飛散する時期の屋外活動では症状が悪化することがあります。屋外活動ができないということはまれですが，**生活管理指導表**で配慮の指示があれば，保護者と相談し対応するようにします。

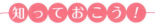

アレルギーマーチ

　子どものアレルギーは，成長とともにおこる症状が変化していきます。生まれた時にもともとアレルギーになりやすい素因を持っていると，乳児期には食物アレルギーやアトピー性皮膚炎，幼児期には気管支ぜん息，学童期にはアレルギー性鼻炎というように，その時期によって症状が変化してあらわれることがあります。このことを行進曲（マーチ）にたとえて，アレルギーマーチといいます。ただし，すべての子どもにアレルギーマーチがおこるわけではなく，症状に合った治療をすれば，ある時期からアレルギー症状が自然となくなることもあります。

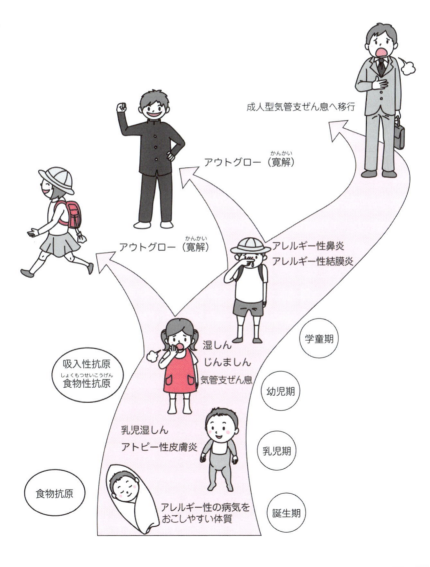

(鈴木)

第4章　子どもの病気の予防と適切な対応　157

2 その他の病気

急性中耳炎

 発熱　 耳だれ　 鼻水

図4-22　耳の構造

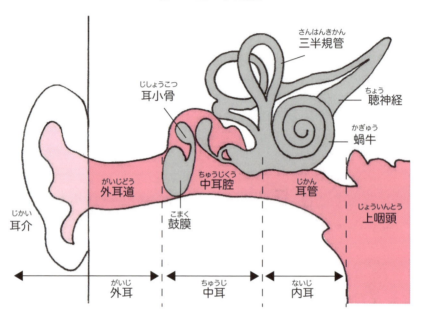

　鼻やのどについたウイルスや細菌が、**鼓膜**の内側の**中耳**に感染して炎症がおきます。かぜなどの上気道炎がきっかけで中耳炎をおこすことも多く、発熱、鼻水、耳の痛み、耳だれなどの症状がみられます。乳児などは症状をうまく訴えることができないので、かぜをひいた後などは様子をよく観察するようにします。耳を触ると痛がる、頻繁に耳を触る、頭を振るといった様子がみられたら中耳炎を疑います。

滲出性中耳炎

 難聴　 鼻水

　中耳に耳の粘膜からにじみ出た滲出液がたまって、耳の聞こえが悪くなります。呼んでもすぐに振り向かない、テレビの音を大きくするなどの様子がみられた場合は、聞こえが悪くなっている可能性があります。発見が遅れると**難聴**が進んでしまい、治りにくくなるので早めに受診します。

誤嚥性肺炎

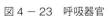
発熱　咳

図4-23　呼吸器官

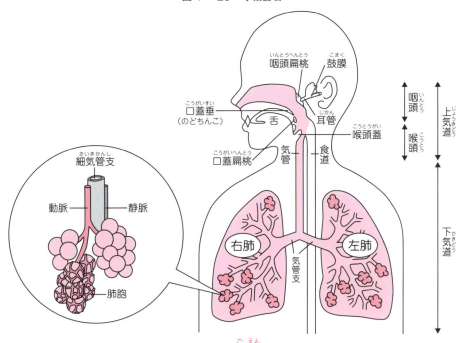

　食べ物や異物が誤って気管に入ることを誤嚥といいます。誤嚥により肺に入った食べ物や唾液に含まれる細菌が原因となっておきた肺炎を誤嚥性肺炎といいます。ピーナッツなど豆類の誤嚥も誤嚥性肺炎の原因になることがあるので，子どもに食べさせる場合は気をつけます。

急性扁桃炎

発熱　のどの痛み

　扁桃はのどにあるリンパ組織で，ウイルスや細菌の侵入を防ぐはたらきをしています。扁桃には咽頭扁桃や口蓋扁桃などがあります。扁桃炎は舌のつけ根の左右にある口蓋扁桃におきる炎症です。39℃前後の高熱が出て，のどが腫れて痛み，飲み込む時に痛がる場合もあります。水分が摂れない場合は，脱

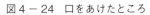
図4-24　口をあけたところ

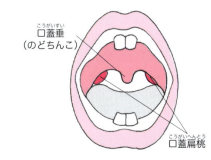

第4章　子どもの病気の予防と適切な対応　159

水症をおこす可能性があるため受診します。

腸重積症（ちょうじゅうせきしょう）

腹痛　下痢　嘔吐　血便

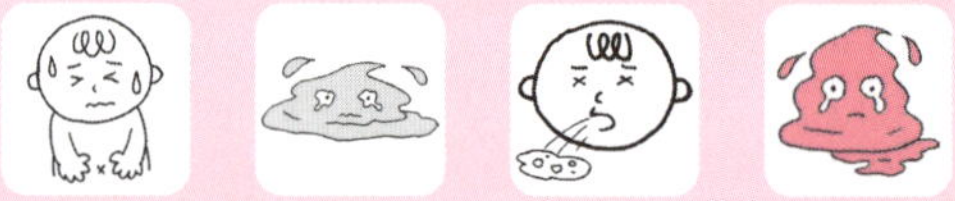

　腸の一部が腸の中にもぐりこみ，**腸閉塞**をおこす病気です。生後3か月から2歳未満の乳幼児に多く発症します。原因ははっきりわかっておらず，男児に多い傾向があります。乳児などは腹痛をうまく訴えられないため，急に機嫌が悪くなったり，泣いたりすることから始まります。しばらくするとおさまりますが，10分くらいするとまた大泣きする，というように，泣く・おさまるを繰り返すのが特徴です。嘔吐やイチゴジャムのような**血便**がみられることもあります。治療は緊急を要するため，腸重責症を疑う場合は，すみやかに受診します。

図4−25　腸重積のおこるしくみ

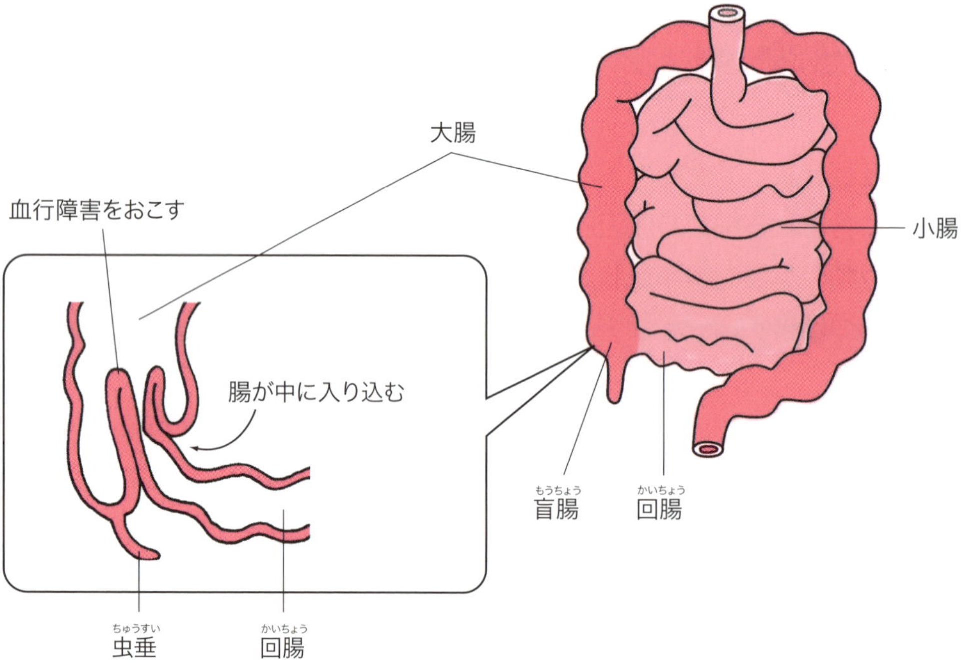

汗しん（あせも）

 汗しん かゆみ

　汗を分泌する汗腺（かんせん）に汗や汚れがつまり，炎症をおこして小さな赤い発しんができます。発しんは手首や足首，わきの下，背中，首のまわり，頭，額など汗の出やすい場所に多く，かゆみを伴います。子どもは汗をかきやすく，新陳代謝も盛んで，あせもができやすくなります。暑い時期は特に室内の温度に気をつけ，汗をかいたら，こまめに着替えさせたり，シャワーで汗を流すようにします。

虫刺され

 かゆみ  腫れ

　蚊，ハチ，ダニ，ノミなどの虫に刺されたり，かまれたりしたところが赤く腫れ，かゆくなったり，熱をもったりします。子どもは皮膚も薄く，免疫も未熟なため，腫れがひどくなりやすいのが特徴です。虫に刺されたら，水で洗い流してから，かゆみ止めを塗ります。かゆみがひどい場合は患部を冷やします。腫れやかゆみが強い場合は受診しましょう。

　複数の子どもたちに，元気なのに赤いかゆみのある発しんがたくさん出た時は，毛虫が原因の場合もあります。細かい毛虫の毛は粘着テープなどで優しく取り除いてから，水で洗い流すようにします。ハチに刺された時は，針を粘着テープやピンセットで取り除きますが，この際，**毒の入っている部分をつぶさないように**します。スズメバチやアシナガバチに刺された時はすぐに受診します。一度に大量のハチに刺された場合や全身にじんましんが出たり，呼吸障害や意識障害がある場合は救急車を要請します。

じんましん

 発しん かゆみ

　突然かゆみのある大小さまざまな発しんが出たり消えたり，発しん同士がくっついて大きくなったりします。じんましんの原因は，食べ物やストレス，日光，温度の変化などさまざまですが，原因がわからないことも多いといわれています。原因がわかった場合はそれを避けます。かゆみがある場合は，患部を冷やします。園でじんまし

第4章　子どもの病気の予防と適切な対応　161

んと思われる発しんが出たら，保護者に連絡をして，発しんが出ている時にすみやかに受診するように伝えます。

麦粒腫（ものもらい）

まぶたのはれ

　まつげの根もとにある皮脂腺や汗腺に黄色ブドウ球菌などの細菌が感染して炎症をおこします。まぶたの縁や内側が腫れて，かゆみや痛みを伴います。化膿して目やにが出たり，しこりができたりします。炎症のあるところに触れないようにし，清潔を心がけます。手洗いも十分に行うようにします。麦粒腫は他の人にうつる心配はありません。

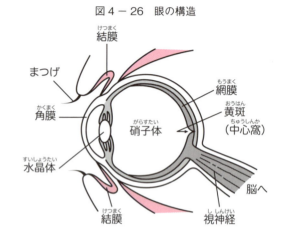
図4－26　眼の構造

尿路感染症

発熱

頻尿・排尿痛

　尿は腎臓で作られ，，腎盂，尿管，膀胱，尿道を通って排泄されます。この尿の通り道（尿路）のどこかにウイルスや細菌（主に大腸菌）が感染して炎症をおこすものを尿路感染症といいます。おしっこを我慢しすぎると膀胱内に雑菌が増えてしまいます。子どもには普段からおしっこは我慢せず，トイレに行くように伝えましょう。

●膀胱炎
　体の抵抗力が落ちている時や，尿を我慢することが多いと，大腸菌などが膀胱で増え，炎症をおこします。**熱は**

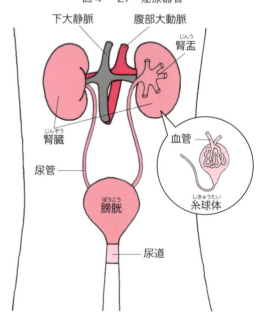
図4－27　泌尿器官

なく，頻尿や排尿時の痛み，尿の出しにくさがみられます。女児は男児に比べて尿道口が肛門に近く，膀胱までの尿路も短いので感染しやすくなります。女児は排泄後，肛門から尿道口の方向へ拭かないように気をつけ，自分で拭ける場合もそのように伝えます。膀胱炎は抗生物質を服用して治療します。

● 腎盂腎炎

膀胱の奥の腎臓の出口である腎盂に細菌が感染して炎症をおこします。高熱が出て，食欲が落ち，嘔吐や黄疸がみられることもあります。咳や鼻水などの症状がないのに高熱がある場合や発熱を繰り返す場合は，腎盂腎炎を疑います。腎盂腎炎の場合は，すみやかに治療を始めないと腎臓や尿管に障害を残す恐れがあるので，直ちに受診し入院治療を行います。

ネフローゼ症候群

むくみ　体重増加　たんぱく尿

腎臓の糸球体は，毛細血管が球のように固まって，血液をろ過しています。ネフローゼ症候群は，糸球体に異常がおきて血管からたんぱく質が漏れ出し，尿と一緒に出てしまう病気です。この尿をたんぱく尿といいます。たんぱく質が不足すると，血管中の水分が血管の外に出てしまい，むくみが生じます。まぶたや顔，手足がむくみ，体重が増加し，食欲不振や嘔吐がみられることもあります。入院治療が必要で，安静を保ち，塩分を制限します。退院後も再発しやすいので，食生活などに気を配る必要があります。

川崎病
(Kawasaki Syndrome)

発熱　発しん　リンパ節のはれ　イチゴ状舌

川崎富作博士が発見したため，「川崎病」と呼ばれています。全身の血管が炎症をおこす病気で，6か月～4歳くらいまでの男児に多くみられます。2019（平成31）年5月に改訂された川崎病診断の手引き改訂第6版によると，主な症状は次の6つです。

①発熱　②両目の結膜の充血　③真っ赤な唇，イチゴ舌　④発しん　⑤手足の先のむくみや紅斑　⑥頸部リンパ節の腫れ

これらの症状のうち，5つ以上がみられた場合に川崎病と診断されます。また4つ

第4章　子どもの病気の予防と適切な対応

の症状しかなくても，心臓に血液を送り込んでいる冠動脈という血管に病変がみられた場合も川崎病と診断されます。川崎病の主な治療は免疫グロブリンの投与と抗血小板薬の内服です。抗血小板薬は血液を固まりにくくし，さらさらにする薬で，血が止まりにくくなるという副作用があります。抗血小板薬は退院後数か月飲み続ける必要があるため，川崎病に罹患した子どもが登園した際には，けがに注意します。出血した時は長めに止血をして様子をみます。なかなか止まらない時はすぐに受診しましょう。

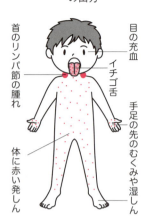

図4－28　川崎病の発しんの出方

目の充血／イチゴ舌／手足の先のむくみや湿しん／体に赤い発しん／首のリンパ節の腫れ

　後遺症として冠動脈にコブができる冠動脈瘤をおこすことがあるため，経過の観察や定期的な検査が必要になります。冠動脈に後遺症がない場合は，日常生活や運動に制限はありません。また予防接種については，生ワクチンは免疫グロブリン療法と間隔が空いていないと十分に効果が得られないため，治療後6か月が経ってから再開するようにします。

てんかん

けいれん

　脳の細胞が通常とは異なる活動をすることによって，体が意思とは関係なく動いてしまうてんかん発作やけいれんを繰り返しおこす病気です。全身をふるわせて，手足ががくがくとけいれんする**強直間代性発作（大発作）**や，急に10秒程度意識がなくなり，持ち物を落としたり会話が中断したりするなど一瞬動作が止まる**欠伸発作（小発作）**など，いくつか種類があります。治療は抗てんかん薬の服用が基本となります。ジャングルジムなどの高いところや，プールなどの水中でてんかん発作をおこすと危険なので，てんかん発作の既往歴がある子どもはとくに注意し，目を離さないようにします。

先天性心疾患

心疾患

●**心室中隔欠損症**

　先天性心疾患の中で最も頻度が高い病気です。左右の心室の間にある**心室中隔**

164

に穴が開いていて，左心室から右心室に血液が流れてしまいます。穴が大きいと肺や心臓に負担がかかります。目立った症状がなく穴が小さい場合は経過を観察します。多くは幼児期までに自然に穴が閉じますが，穴が大きい場合は治療が必要になります。

●心房中隔欠損症

右心房と左心房の間の心房中隔に穴が開いていて，左心房から右心房に血液が流れてしまいます。心室中隔欠損にくらべ左右の心房を行き来する血液量が少ないこともあり，発見が遅くなることもあります。動悸や息切れなどの症状がみられたり，心臓や肺への負担が大きい場合は治療が必要になります。

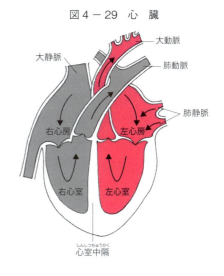

図4-29　心臓

乳幼児突然死症候群（SIDS：Sudden infant death syndrome）

健康に育っていた乳児が，何の前兆もなく，既往歴もなく，睡眠中に突然死亡してしまう原因不明の病気です。生後2〜6か月未満の乳児に多く，ここ最近，日本では乳児の死亡原因の第4位に挙げられています。乳幼児突然死症候群から乳幼児を守るポイントとしては，寝かせる時はあおむけにする，できるだけ母乳で育てる，妊婦だけでなく乳幼児の周りで喫煙しない，の3点が挙げられています。産休明け直後に入園する乳児を保育する際は，発症リスクが高い月齢であるため，午睡中の呼吸確認はこまめに行います。

4　先天異常

人間の体は，精子と卵子が受精した後，何度も細胞分裂を繰り返しながらつくられていきますが，その途中でなんらかの原因が加わり，生まれつき心身に異常や障害がおきることを先天異常といいます。先天異常には外観的に見てわかる奇形や心臓など内臓の奇形などの先天奇形，染色体の数が通常よりも多かったり少なかったりする染色体異常，複数の遺伝子と環境要因が関わる多因子遺伝などがあり，体のどの部分，

どの臓器にも生じる可能性があります。

　先天異常は原因がわからない場合が多く，妊娠中に注意をして健康的な生活を送っていたとしてもおこってしまうこともあります。しかし，薬剤，放射線，アルコール，栄養，外傷などの回避可能な環境要因が原因となっていることもあるため，妊娠中は十分な配慮が必要となります。

　先天異常を伴う赤ちゃんが生まれるリスクが高いかどうかを調べるには，いくつかの**出生前診断**があります。母体に超音波をあてて胎児の状態を見る**超音波検査**，子宮内で胎児が浮かんでいる羊水を取りだして調べる**羊水検査**，妊婦の血液を採取し，その血液に含まれている胎児の血液から染色体の異常を調べる**新型出生前診断**（**母体血胎児染色体検査**）などがあります。出生前診断は，両親から遺伝的に受け継いだり，その他の原因などで生じた先天異常がないかを出生前に調べる検査です。出生前診断の主な目的は，出生前に胎児の状態や病気などの有無を調べておくことにより，生まれてくる赤ちゃんの状態に合わせた分娩方法や療育環境を検討することです。子どもに遺伝子異常や染色体異常が生じるリスクの高いカップルに対して希望により行われます。

1 染色体異常によるもの

ダウン症候群

　通常，染色体には1～22番という番号がつけられた**常染色体**が各2本ずつ（44本）と，性別を決定する**性染色体**が2本の合計46本あります。ダウン症候群はその中で**21番目の染色体が3本ある**先天異常です。特徴として，つり上がった小さい目，低い鼻，やや長い舌，耳介低位などが挙げられます。また，知的障害，先天性心疾患，低身長，肥満，筋力の弱さ，頸椎の不安定性，眼科的問題，難聴などがある場合もありますが，言語の理解やコミュニケーションが良好なので，知的発達の程度によっては良好な社会生活を送れることが多いといわれています。

　ダウン症候群は染色体異常の中では最も頻度が高く，統計的に母親の出産年齢が上がるほど発生頻度も高くなる傾向にあります。

2 多因子遺伝によるもの

口唇裂・口蓋裂

　先天的に鼻の下から上唇が裂けている状態を口唇裂，上顎の口蓋が裂けている状態を口蓋裂と呼びます。いずれも哺乳障害や発音障害が生じるため，医師と相談して乳児の成長を見ながら，適正な時期に形成手術を行います。口唇形成術は，通常3～6か月ごろ，体重5kg以上を条件に行うことが多いでしょう。また口蓋形成術は生後1～2歳ごろに行うことが推奨されており，言語獲得にも影響があることから，生後1歳～1歳半ごろに行うことが多いでしょう。

先天性内反足

　先天的に足首の関節が内側にねじれ，足底が地面につかず内側に向いている状態をさします。多くは出産直後に発見されますが，軽症の場合は歩行開始時になって初めて気づくこともあります。そのままの状態でいると歩行障害をおこすこともあるため，できるだけ早期に矯正ギプス，矯正靴，運動などで治療するのがよいとされています。

先天性股関節脱臼

　先天的に股関節の骨が小さかったり浅かったりして，股関節が脱臼している状態をさします。多くの場合，分娩時か出生後3か月以内に発症しますが，子どものおむつ交換や衣服の着脱時などに無理やり股関節を引き伸ばすことによりおきることもあります。

　左右の足の長さや動きに違いがみられたら，整形外科を受診し，装具などを用いて治療します。

第4章　子どもの病気の予防と適切な対応　167

胎児性アルコール症候群

　妊婦が妊娠中に習慣的に多量のアルコールを摂取すると，生まれてくる子どもに知能障害や奇形，脳性小児麻痺，てんかん，限局性学習障害などが生じる可能性があります。そのため，近年，アルコールの販売に際し，このような可能性を示唆する注意書きがされています。

参考文献

アース製薬「アタマジラミ Q&A」(https://www.earth.jp/personal-care/pdf/atamajirami_qa.pdf　2024 年 2 月 24 日閲覧)。

石和田稔彦他監修『日本小児呼吸器学会・日本小児感染症学会　小児呼吸器感染症診療ガイドライン　2022』協和企画，2022 年。

一般社団法人日本形成外科学会 HP「口蓋裂」
　(https://jsprs.or.jp/general/disease/umaretsuki/kuchi/kogairetsu.html　2024 年 2 月 24 日閲覧)

一般社団法人日本形成外科学会 HP「口唇裂」
　(https://jsprs.or.jp/general/disease/umaretsuki/kuchi/koshinretsu.html　2024 年 2 月 24 日閲覧)

尾内一信他『ワクチンと予防接種の全て（第 3 版）』金原出版，2019 年。

岡部信彦他『予防接種に関する Q&A 集　2023』一般社団法人　日本ワクチン産業協会，2023 年。

岡本光宏『[0～6 歳] 最新版　ママとパパの赤ちゃんと子どもの病気・ホームケア事典』朝日新聞出版，2021 年。

小山　望編著『だれもが大切にされるインクルーシブ保育—共生社会に向けた保育の実践—』建帛社，2023 年。

片田千尋他「出生前診断についてキチンと知っていますか？〜検査を受ける前に理解を深めるサポートブック〜」兵庫医療大学，2022 年。

グラクソ・スミスクライン「ウイルスワクチン類ロタリックス内用液」，2019 年。

公益財団法人日本学校保健会『学校において予防すべき感染症の解説＜平成 30（2018）年発行＞』，2018 年。

公益財団法人日本学校保健会 HP『学校等欠席者・感染症情報システムの概要について』。

厚生労働省「新型コロナワクチン Q&A」
　(https://www.cov19-vaccine.mhlw.go.jp/qa/　2024 年 2 月 24 日閲覧)。

厚生労働省「参考資料　新型コロナウイルス（COVID-19）の感染症法上の位置づけの変更について」，2023 年。

厚生労働省『保育所保育指針』，2017 年。

厚生労働省『保育所保育指針解説』，2018 年。

厚生労働省『保育所におけるアレルギー対応ガイドライン（2019 年改訂版）』，2019 年。

厚生労働省「保育の場において血液を介して感染する病気を防止するためのガイドライン—ウイルス

性肝炎の感染予防を中心に」，2014年。
厚生労働省健康局『昭和37年4月2日から昭和54年4月1日までの間に生まれた男性を対象に実施する風しんの抗体検査及び予防接種法第5条第1項の規定に基づく風しんの第5期の定期接種の実施に向けた手引き（第4版）』，2022年。
厚生労働省子ども家庭局保育課『保険医療機関が交付するアレルギー疾患に係る保育所等におけるアレルギー疾患生活管理指導票の保険適用について（事務連絡）令和4年4月7日付』，2022年。
厚生労働省子ども家庭局保育課，厚生労働省社会・援護局障害保健福祉部障害福祉課『保育所等におけるインクルーシブ保育に関する留意事項等について（事務連絡）令和4年12月26日付』，2022年。
厚生労働省HP『11月は「乳幼児突然死症候群（SIDS）」の対策強化月間です』
　（https://www.mhlw.go.jp/stf/houdou/0000181942_00007.html　2024年2月24日閲覧）。
厚生労働省SIDS研究班『乳幼児突然死症候群（SIDS）診断ガイドライン（第2版)』，2012年。
国立感染症研究所HP「日本の予防接種スケジュール」
　（https://www.niid.go.jp/niid/ja/schedule.html　2024年2月24日閲覧）。
こども家庭庁「保育所における感染症対策ガイドライン（2018年改訂版）（2023（令和5）年5月一部改訂，2023（令和5）年10月一部修正）」，2023年。
こども家庭庁YouTube『「保育所と児童発達支援等の一体的な支援（インクルーシブ保育）」「保育所等における常勤保育士及び短時間保育士の定義について」』
　（https://www.youtube.com/watch?v=u4XrEhrzmwo　2024年2月23日閲覧）。
消費者庁「加工食品の食物アレルギー表示ハンドブック」，2023年。
消費者庁「令和3年度食物アレルギーに関連する食品表示に関する調査研究事業報告書」，2022年。
消費者庁HP「新しい食品表示制度」(https://www.caa.go.jp/policies/policy/food_labeling/pdf/syokuhin1441.pdf　2024年2月24日閲覧）。
消費者庁HP「食物アレルギー表示に関する情報」(https://www.caa.go.jp/policies/policy/food_labeling/food_sanitation/allergy/　2024年2月24日閲覧）。
診療の手引き編集委員会「新型コロナウイルス感染症診療の手引き第10.0版」，2023年。
第36回厚生科学審議会予防接種・ワクチン分科会予防接種基本方針部会（2019（令和元）年12月23日），資料2『予防接種の接種間隔に関する検討』
　（https://www.mhlw.go.jp/content/10906000/000588375.pdf　2024年2月24日閲覧）。
土屋恵司『健康ライブラリーイラスト版　川崎病がよくわかる本』講談社，2021年。
東京都健康安全研究センター『アレルギー疾患に関する施設調査（令和元年度）報告書』，2020年。
東京都健康安全研究センター『ひとくち感染情報　ヘルパンギーナが流行しています！』，2023年。
東京都福祉保健局『子供を預かる施設における食物アレルギー日常生活・緊急時対応ガイドブック（令和3年12月版)』，2021年。
東京都福祉保健局『保育園・幼稚園・小学校の先生のための・・・アタマジラミ読本』，2008年。
独立行政法人　環境再生保全機構「おしえて先生！子どものぜん息ハンドブック」，2016年。
日本学校保健会『学校における水泳プールの保健衛生管理　平成28年度改訂』，2017年。
日本川崎病学会『川崎病の診断の手引き　改訂6版』，2019年。
　（https://jskd.jp/wp-content/uploads/2022/10/tebiki201906.pdf　2024年2月24日閲覧）
日本形成外科学会　日本創傷外科学会　日本頭蓋顎顔面外科学会編『形成外科診療ガイドライン2　2021年版　第2版　頭蓋顎顔面疾患（先天性・後天性)』金原出版，2021年。
日本小児科学会『～日本小児科学会「知っておきたいわくちん情報」～おたふくかぜワクチン　B-08　Ver.1』，2018年。
日本小児科学会『～日本小児科学会の「知っておきたいわくちん情報」～ A-02 Ver.2　定期接種と任

第4章　子どもの病気の予防と適切な対応　169

意接種のワクチン』，2020 年。
日本小児科学会『～日本小児科学会の「知っておきたいわくちん情報」～ A-05 Ver.1　ワクチン接種に注意が必要な場合』，2018 年。
日本小児科学会予防接種・感染症対策委員会編『学校，幼稚園，認定こども園，保育所において予防すべき感染症の解説　2023 年 5 月改訂版』，2023 年（https://www.jpeds.or.jp/uploads/files/yobo_kansensho_20230531.pdf　2024 年 2 月 24 日閲覧）。
日本保育保健協議会 HP 与薬申込書（https://nhhk.net/wp-content/uploads/2022/12/3b12c278b875c24a4f8347c235e74bdf.pdf　2024 年 2 月 24 日閲覧）。
細谷亮太『最新 0-6 才 赤ちゃん・子ども病気百科』主婦の友社，2012 年。
文部科学省「学校保健安全法施行規則の一部を改正する省令の施行について（通知）令和 5 年 4 月 28 日付」，2023 年。
「VPD を知って，子どもを守ろうの会」HP 予防接種スケジュール
　　（https://www.know-vpd.jp/dl/schedule_age7.pdf　2024 年 2 月 24 日閲覧）。
「VPD を知って，子どもを守ろうの会」HP 結核
　　（https://www.know-vpd.jp/vpdlist/kekkaku.htm　2024 年 2 月 24 日閲覧）。

第5章 保育における保健

1 職員の健康管理

　保育者自身が心身ともに健康でなければ，より良い保育はできません。担任の保育者が体調を崩していたり，休みがちであったりすると，子どもはもちろん保護者も不安に感じます。また一緒にはたらく職員にも負担をかけてしまいます。担任の保育者がいないと，子どもが登園を渋ったり，クラスがまとまらないなどの影響が出ることもありますので体調管理には十分気をつけましょう。

　また子どもの病気と思われがちな麻しんや風しん，水痘などの感染症に大人になってから罹患する場合もあります。これらの感染症に保育者がかかると，子どもに感染させてしまう恐れがあります。保育者においても，これまで罹患したことがなく，また予防接種を受けたことがない感染症については予防接種を検討する必要があります。保育者や保育実習生の予防接種については，**保育所における感染症対策ガイドライン（2018年改訂版，2023（令和5）年5月一部改訂，2023（令和5）年10月一部修正）**にも記されています。自分自身を感染症から守るため，また保育者自身が感染源にならないように自分の罹患歴や予防接種歴を把握しておくことも大切です（p.129参照）。

1 職員の健康診断

　学校保健安全法では，毎学年定期に職員の健康診断を行い，必要がある時は臨時の健康診断を行うとしています。この健康診断の結果に基づき，学校の設置者は治療を指示し，勤務を軽減するなど適切な措置をとらなければなりません。

　保育所など児童福祉施設の職員に対しても，上記の学校保健安全法に規定する健康診断に準じて，職員の健康診断を行うよう**児童福祉施設の設備及び運営に関する基準**

によって定められています。さらに児童福祉施設の職員の健康診断にあたっては，特に入所している者の食事を調理する者については，綿密な注意を払わなければならないとしています。保育所等児童福祉施設では，調理従事者だけでなく，食事の提供に関係するすべての職員は，定期検便（細菌検査）等を行い，腸管出血性大腸菌 O157 やノロウイルスなどによる感染性疾患や，食中毒発生を予防しています。

2 気をつけたい体や心の不調

　ここでは保育の仕事に携わる人に多くみられる疾患や健康障害，気をつけると良いことをいくつか解説します。自分自身の体や心の状態をきちんと感じ取り，「おかしいな」と感じたら無理をせず早めに休養，受診することが体調や症状の悪化を防ぎます。普段から健康に対する意識を高く持ち，自分自身の心身の健康を守ることも保育者に求められる資質の一つです。

1 頸肩腕症候群
けいけんわん

　頸腕症候群ともいい，文字通り首から肩，腕にかけての痛みやこり，しびれなどがみられるものの総称です。原因もさまざまなので，痛みがひどく，続くような場合には医師の診察を受けるようにしましょう。

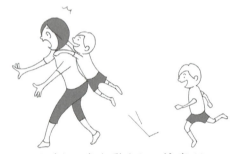

子どもの急な動きにご注意!!

2 腰　痛

　保育の現場では子どもを抱いたり，重い物を持ったりと，腰に負担がかかる動作が

図5-1　重い物の持ち上げ方

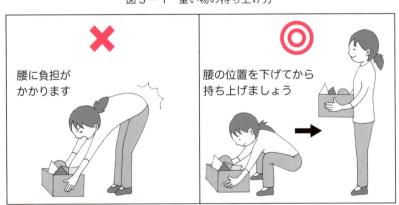

日常的にあります。気をつけて動作を行わないと腰を痛めてしまいます。物を持ち上げる時や子どもを抱く時は，なるべく腰に負担がかからないように腰を落としてから持ち上げたり抱いたりするようにします。腰痛は繰り返しやすいので注意が必要です。また，筋力がなかったり，衰えたりすることも腰痛の原因となります。日頃から予防のための体操を取り入れたり，筋肉を鍛えておくとよいでしょう。

3 膀胱炎

保育中になかなかトイレに行く時間がとれず，尿意を我慢してしまうことが多いのも原因の一つです。排尿後の痛みや残尿感，時には尿に血の混じることがあります。膀胱炎も繰り返しやすい疾患です。他の職員と協力して，なるべく尿意を我慢せずにトイレに行く時間がとれるようにすることも予防になります（p.162 参照）。

4 冷え

体の冷えはさまざまな疾患，健康障害につながります。先に挙げた3つの疾患なども体の冷えが原因となっている場合があります。体が冷えると血液の循環が悪くなり，免疫力も低下し，病気にかかりやすくなります。

5 手荒れ

保育者は，衛生面に気を配ることが多いため，手洗いを頻繁に行います。また紙を扱ったり，泥遊びをする機会も多いため，手荒れをしやすくなっています。手が荒れていると子どもとのスキンシップの時に，子どもに不快な思いをさせてしまいます。新型コロナウイルス感染症が流行してからは，アルコール消毒液を用いて手指の消毒をすることも増えました。アルコール消毒液は多用すると手が荒れやすいので気をつけましょう。ハンドクリームを使用する場合は，アルコール消毒の後に使用するようにします。

手が荒れていたり，傷があると，そこから血液や鼻水などの体液を介して感染する病気もあります（p.121 参照）。そのような場合は耐水性のばんそうこうや使い捨て手袋を使用しましょう。

6 妊娠中の過ごし方

妊娠中の保育者は，風しんや水痘など感染すると胎児に影響を及ぼす感染症に気をつけましょう。流産については，日本産科婦人科学会によると妊娠12週未満の早い

第5章　保育における保健

時期での流産が8割以上を占めるとしています。原因は胎児自身の染色体異常であることが多く，仕事や運動など妊婦の過ごし方が原因となることはほとんどないとしています。もし妊娠早期に流産してしまった場合には自分を責めすぎたりしないようにしましょう。また正期産より前に出産してしまう早産の予防には，無理のない妊娠生活を心がけることが大切とされています。妊婦健診をきちんと受け，指導があれば従うようにしましょう。

7 心の健康

　保育の仕事に限ったことではありませんが，仕事を続けるということは少なからず大変なことです。日々の忙しさや職場の人や保護者との人間関係の難しさなどから心身のバランスを崩してしまう保育者も少なくありません。また心と体は相互に関係しているので，**体の痛みや不調が続くことも，心の不調につながりやすくなります。**

　保育者が精神的に余裕がなくイライラしていたり，気持ちが不安定だと，それは子どもたちにも伝わります。大人が思っている以上に子どもは敏感にそれらを感じ取ります。畏縮(いしゅく)してしまったり，つらい思いをしてしまうと子どもの精神衛生上も良くありませんし，自分自身も気持ちの良いものではありません。あまりにもひどい場合には精神的虐待になり得るおそれもあります。また仕事を続けていく間には，周りの環境の変化の他，自分のライフスタイルも変化（結婚，妊娠，出産，育児，介護等）していくことが予想されます。これらの変化は良くも悪くもストレスになります。変化を受け止め，柔軟に対応するよう心がけるだけでも心の状態は違ってくるでしょう。

　大変残念なことですが，昨今，保育者による不適切な保育や虐待が相次いで報道されました。多くの保育者が，毎日丁寧な保育をしている一方で，不適切な保育が行われていること自体が極めて遺憾でもあります。人手不足や新型コロナウイルス感染症の感染対策などで保育者の負担が増えたことも一因と考えられていますが，どのような状況下でも，自分の精神状態を平穏に保てるようにしたいものです。職場での風通しのよい関係づくりなど，保育者がストレスをためないで保育できる環境を整えていきましょう。自分でも適切なストレスの解消方法，心身ともに休養できる余暇の過ごし方など，生活を工夫するとよいでしょう。保護者や職場の人との上手なつきあい方を身につけることは自分自身の生活においても，仕事を続けていくうえでも大切なことです。

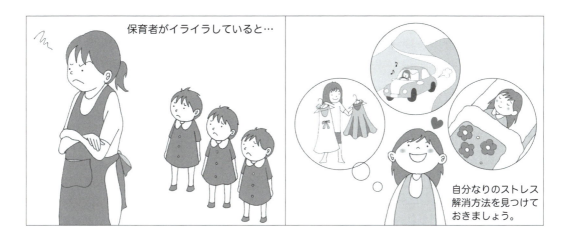

3 これからの「子どもの保健」と保育

　ここまで、保育者は子どもたち一人一人の気持ちに寄り添いながら、子どもたちが居心地のよい生活の場を作り、子どもたちの心や体のちょっとした変化を敏感に察知し、適切に対応していくことが大切であることを学んできました。子どもの興味のあることに共感しながら気持ちを受け止め、子どもが主体的に、のびのびと生活できるよう、心がけていきたいものです。その上で、子どもたちが体調を崩してしまった時、ケガをしてしまった時などに、適切に対応できる力が求められています。免疫が未熟で、体調が急変しやすい子どもたちと接するためには、日常生活の中で子どもの体調不良がわかる目を養うことが重要です。そのためには、**日ごろの一人一人の様子をしっかり把握しておく**ことが欠かせません。さらには子どもの成長に応じて、子どもたち自身も**自分の体を大切にすることや、自分の健康について考えることができるよう、保育の中で子どもの気づきを大切にしながら、伝え続けていく**ことも大切です。

　子どもの健康を守るためには、子ども自身への健康教育だけでなく、保護者への健康教育も大変重要になります。園によって情報発信の方法はさまざまですが、保護者が受け取りやすく情報を発信し、保育者と保護者がともに子どもを育てていくという姿勢が作り出せるとよいでしょう。連絡帳を活用したり、保護者会で情報共有したり、保護者が参加できる行事を利用するなど、保護者との連携を強化していくことが重要です。そのためには、保育内容を十分開示し、保育の見える化を行うことが大切です。最近では、限られたウェブ上で子どもたちの様子を配信したり、アプリを活用して保護者に写真などを通してわかりやすく、タイムリーな情報を発信したり、ドキュメンテーションを作成して保育の様子をわかりやすく伝えている園も増えてきています。

保護者と常に情報を共有することで，園と保護者が信頼関係を築くことができ，それがより良い保育環境を構築していくことにつながっていきます。園側からこまめに情報発信することで，保護者の方も園生活に興味を抱き，子どもに素直に向き合うことができるようになっていきます。

　その中で，子どもの健康に対する保護者の意識も高めていけるとよいでしょう。「子どもの保健」で学んだ知識の中には，子どもが健康に，楽しく生活していくのに不可欠な要素がたくさん含まれています。流行している感染症についてお知らせしたり，忙しい保護者が忘れがちな予防接種についてのお知らせをしたりと，保健的な情報を伝えることで，子どもの健康を守ることにつながります。また，生活習慣を整えることについて，園での生活も含めて一緒に考えたりすることも，子どもが元気に生活していくための一助となります。保護者と情報を共有しながら，保護者がどのように行動するとよいのかを一緒に考えていく姿勢が大切です。

　さて，2023（令和5）年4月にこども家庭庁が発足しました。社会全体で子どもの成長を見守り，子どもに関する政策や支援を，一元化して対応することを目指しています。**こども大綱，幼児期までのこどもの育ちに係る基本的なヴィジョン，こどもの居場所づくりに関する指針**の策定など，子どもを取り巻く社会が大きく動いています。例えば，**こども誰でも通園制度**は，すべての子どもが通園することで，すべての子どもの育ちを応援し，子どもにとって良質な成育環境を整備し，あらゆる子育て家庭が孤立することなく，適切な支援を得られるようにすることが期待されて創設されています。保育者は，専門性の一つとして，保護者の多様な子育ての悩みを受け止め，理解し，対応するスキルを身につけておくことが，今後ますます求められるでしょう。中でも，「子どもの保健」で取り上げられる発育や発達，心身の健康，園でかかりやすい病気の基礎知識といった保健的知識は，一見，医師や保健師などの医療従事者に相談すれば解決するかのように思えますが，保護者は，日常の子どものことをよく理解している保育者に対し，子どもの保育の専門家としての視点をおりまぜた援助・助言を求めていることもあります。また昨今，ニュースでもよく取り上げられる子ども虐待に対しても，子どもや保護者の近くにいる保育者による子育て支援が重要な役割を担うことが求められています。

　乳幼児期に，すべての子どもが大切に受け止められながら育つことの重要性が再認識されています。その中で，いざという時に適切な保健的対応ができるスキルを身につけておくことは，子どもの健やかな生活を守る上で必要不可欠といえるでしょう。保育者は，人生における最も大切な最初の時期ともいえる乳幼児期の子どもたちと，

長い時間過ごす存在として，その専門性を多角的に十分に磨き上げていく必要があります。

「子どもの保健」で学んだ知識を自らの保育に生かし，必要な時には他職種や他機関と連携しながら，保育と保健を融合させていきましょう。子どもの命を預かるという大事な責務を果たし，子ども一人一人の気持ちに寄り添いながら，すべての子どもにとって最善の園生活ができるよう，心がけていきたいものです。

> 参考文献

公益社団法人日本産科婦人科学会 HP「早産・切迫早産」
　（https://www.jsog.or.jp/modules/diseases/index.php?content_id=5　2024 年 2 月 24 日閲覧）
公益社団法人日本産科婦人科学会 HP「流産・切迫流産」
　（https://www.jsog.or.jp/modules/diseases/index.php?content_id=4　2024 年 2 月 24 日閲覧）。
厚生労働省『児童福祉施設の設備及び運営に関する基準』，2023 年。
こども家庭庁「第 1 回子ども・子育て支援等に関する企画委員会　資料 1　こども誰でも通園制度（仮称）の創設について」，2023 年。
　（https://www.cfa.go.jp/assets/contents/node/basic_page/field_ref_resources/b7181e82-0e1b-4a3c-be4e-c444708a7a40/2e9c3ca6/20231031_councils_shingikai_kodomo_kosodate_kikaku_b7181e82_01.pdf　2024 年 2 月 24 日閲覧）。
こども家庭庁「保育所における感染症対策ガイドライン（2018 年改訂版，2023（令和 5）年 5 月一部改訂，2023（令和 5）年 10 月一部修正）」，2023 年。
保育者の健康を考える会編『保育者の健康』チャイルド本社，2007 年。

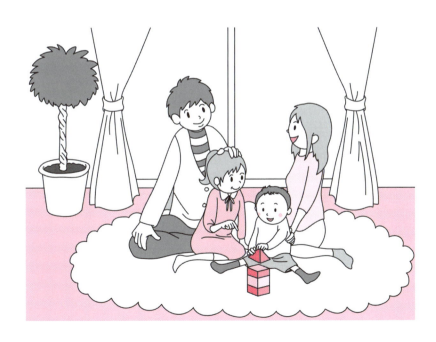

第 5 章　保育における保健

索　引

A-Z

allergic conjunctivitis	155
allergic coryza	156
asthma	148
atopic dermatitis	150
chickenpox	104
COVID-19	101
DPT-IPV	108
Fifth disease	112
Gender Identity Disorder（GID）	15
hand, foot and mouth disease	111
HBV	121
Herpangina	115
HFMD	111
Influenza	100
Kawasaki Syndrome	163
LGBT	15
louse	117
measles	98
mumps	105
O111	108
O157	108
O26	108
PCF	106
pertussis	108
Pharyngocojunctival fever	106
Respiratory Syncytial Virus Infection	115
RSV	115
RSウイルス	115
RSウイルス感染症	115
rubella	103
SIDS	165
Streptcoccosis	110
Sudden infant death syndrome	165
TB	106
Tuberculosis	106
WHO憲章	6
Whooping cough	108

ア

亜塩素酸水	91
あせも	161
アタマジラミ症	117
アデノウイルス	106
アトピー性皮膚炎	150
アドレナリン	146
アナフィラキシー	92, 146
アナフィラキシーショック	146
アレルギー疾患	140
アレルギー性結膜炎	155
アレルギー性鼻炎	156
アレルギー反応	140
アレルゲン	140
胃	29
意見書	133
移行抗体	82
イチゴ状舌	110
胃腸炎	85
1歳6か月児健康診査	21
1.57ショック	8
溢乳	46
イナビル	100
異物誤嚥	91
医療的ケア	17
医療的ケア児	18
医療的ケア児支援法	18
インクルーシブ保育	102
咽頭炎	106
咽頭結膜熱	106
インフルエンザ	100
インフルエンザウイルス	100
ウイルス	96
ウイルス性胃腸炎	113, 114
ウイルスベクターワクチン	127
右心室	45
右心房	45
うつ熱	82
運動器検診	73
エアロゾル	125
エアロゾル感染	101, 125
永久歯	36
腋窩	84
エピペン	146
嚥下反射	38
エンテロウイルス	109
黄色ブドウ球菌	120
嘔吐	89
応答的な関わり	3
おたふくかぜ	105

カ

疥癬	119
カウプ指数	66
顎下腺	105
学校感染症	132
学校等欠席者・感染症情報システム	132
学校保健安全法	132
学校保健安全法施行規則	132
過渡的喃語	56
蚊媒介感染	96, 124
刈りこみ	55
川崎病	163
感受性対策	125
汗しん	161
乾性咳嗽	91
間接接触感染	123
感染	96
汗腺	161
感染経路	96, 123
感染源	122
感染症	96
感染症サーベイランス	132
感染症法	97
肝臓	29
既往症	80
気管	29
気管支ぜん息	148
起坐呼吸	92
規準喃語	56
機能性便秘症	88
嗅覚	51, 53
急性出血性結膜炎	109
急性腎炎	110
急性中耳炎	158
急性扁桃炎	159
吸啜反射	37
胸囲	34
強直間代性発作	164
協同遊び	58
緊急個別対応票	144
緊張性頸反射	38
クーイング	56
空気感染	96, 123
首のすわり	39, 40
頸肩腕症候群	172
経口感染	96, 124
経口補水液	85
けいれん	85
血圧	45
血液循環	45
血液媒介感染	96, 124
結核	106
結核菌	106
欠伸発作	164
血便	160
下痢	85
健康教育	125, 131
健康診断	72
健康診断票	73
原始反射	37

犬吠様咳嗽	91
口蓋垂	115
口蓋裂	167
抗菌薬	98
合計特殊出生率	8, 9
抗原	96
口唇裂	167
抗生物質	98
抗体	96, 140
紅斑	113
誤嚥性肺炎	159
五感	51
呼吸	44
コクサッキーウイルス	111
午睡	49
子育て世代包括支援センター	18
ごっこ遊び	58
こども家庭センター	19, 22
こども家庭庁	97, 176
子ども虐待	22
子ども食堂	14
子どもの権利条約	14
子どもの貧困	13
子どもの貧困対策法	13
コプリック斑	98
五類感染症	97
コンタミネーション	144

サ

細菌	96
左心室	45
左心房	45
3歳児健康診査	21
次亜塩素酸ナトリウム	90, 91
視覚	51
歯科健診	74
耳下腺	105
色覚検査	74
湿性咳嗽	91
児童虐待防止法	22
自動歩行	38
シナプス	55
社会的健康	6
社会的微笑	57
ジャーゴン	56
シャフリングベビー	42
就学時健康診断	74
周産期死亡率	10
出席停止期間	132
消化器官	46
常染色体	166
小泉門	34
小腸	29
情緒の安定	2, 3
小頭症	35
小児保健統計	7
小脳	54
小発作	164
食道	29
食物アレルギー	92, 141

初語	56, 57
触覚	51, 53
ショック状態	93
視力検査	73
腎盂	163
腎盂腎炎	163
新型コロナウイルス感染症	96, 101, 102
真菌	96
心室中隔	164
心室中隔欠損症	164
侵襲性髄膜炎菌感染症	110
滲出性中耳炎	158
心臓	29
腎臓	29
身体的虐待	24
身体的健康	6
身長	33
心房中隔	165
心房中隔欠損症	165
じんましん	161
心理的虐待	24
膵臓	29
水痘	104
水頭症	35
水痘・帯状疱しんウイルス	104, 116
髄膜炎	35
髄膜炎菌	110
髄膜炎菌性髄膜炎	110
睡眠	49
水様便	114
スキャモンの発育曲線	31
健やか親子21（第2次）	21
ステロイド外用薬	152
成育医療等基本方針	21
成育基本法	18
生活管理指導表	140, 144
生活のリズム	88
生殖補助医療	16
精神的健康	6
性染色体	166
成長	30
性的虐待	24
性的マイノリティ	15
性同一性障害	15
生命の保持	2
生理機能	43
生理的体重減少	33
生理的微笑	57
咳	91
舌下腺	105
接触感染	96, 123
絶対的貧困	13
染色体異常	165
先天異常	10
先天奇形	165
先天性股関節脱臼	167
先天性心疾患	164
先天性水痘症候群	104
先天性内反足	167

先天性風しん症候群	103
潜伏期間	96
喘鳴	91
総人口	7
相対的貧困	13
即時型食物アレルギー	141
粗大運動	39
ゾフルーザ	100

タ

第一種感染症	133
体温測定	84
体温調節	43
体外受精	16
第三種感染症	134
胎児性アルコール症候群	168
体重	33
帯状疱しん	104, 116
大泉門	34
大腸	29
第二種感染症	133
大脳	54
胎便	33, 47
大発作	164
ダウン症候群	166
タクロリムス軟膏	152
多語文	57
多相性睡眠	49
脱水	87
脱水症	35
タッピング	92
タミフル	100
探索反射	37
単相性睡眠	49
胆嚢	29
知能検査	69
知能指数	69
聴覚	51, 52
腸管出血性大腸菌感染症	108
腸重積症	160
腸閉塞	160
聴力検査	74
直接接触感染	123
追視	51
通告	23
つかまり立ち	41
つたい歩き	41
手足口病	111
手荒れ	173
定期接種	99, 126
低出生体重児	31
てんかん	164
伝染性紅斑	112
伝染性軟属腫	119
伝染性軟属腫ウイルス	119
伝染性膿痂しん	120
トイレットトレーニング	88
頭囲	34
登園届	137
同時接種	129

トキソイド	127
特定原材料	142
特定原材料に準ずるもの	142
突発性発しん	117
とびひ	120

ナ

内科健診	73
生ワクチン	127
二語文	57
二次性徴	31
乳歯	36
乳児死亡率	9
乳糖不耐症	86
乳幼児突然死症候群	165
ニューロン	55
尿路感染症	162
任意接種	126
ねがえり	39
ネグレクト	24
熱性けいれん	83, 84
ネフローゼ症候群	163
脳	54
脳幹	54
脳梁	54
のどちんこ	115
ノロウイルス	113
ノロウイルス感染症	113

ハ

歯	36
把握反射	38
肺	29
肺炎マイコプラズマ	111
肺炎マイコプラズマ感染症	111
排泄	47
はいはい	40
排便リズム	88
麦粒腫	162
はしか	98
パーセンタイル曲線	60
パーセンタイル値	60
発育	30
発達	30
発達検査	69, 70
発達指数	70
発熱	82

冷え	173
B型肝炎	121
B型肝炎ウイルス	121
微細運動	42
ヒゼンダニ	119
ヒトパルボウイルス	112
ヒトヘルペスウイルス	117
人見知り	57
ひとり歩き	42
ひとりすわり	39
ひとり立ち	41
飛沫	123
飛沫核	123
飛沫核感染	96, 123
飛沫感染	96, 123
肥満度	65
百日咳	108
病原体	96
標準体重	65
昼寝	49
風しん	103
風しんウイルス	103
不活化ポリオワクチン	129
不活化ワクチン	127
不顕性感染	96, 105, 122
不妊治療	16
プライベートゾーン	67
プライベートパーツ	67
ブリストルスケール	89
プール熱	106
プロトピック	152
平行遊び	58
平熱	80
ヘルパンギーナ	115
扁桃腺炎	106
便秘	88
保育所保育指針	1
傍観	58
膀胱	29
膀胱炎	162, 173
保健だより	76, 131
保健調査	72
母子健康手帳	20
母子健康包括支援センター	18
母子保健法	20
捕捉反射	37
発しん	92

| 哺乳反射 | 37 |
| 骨 | 35 |

マ

マイコプラズマ肺炎	111
麻しん	98
麻しんウイルス	98
麻しん風しん（MR）混合ワクチン	99
慢性下痢症	86
味覚	51, 53
水いぼ	119
水ぼうそう	104
虫刺され	161
メッセンジャーRNA（mRNA）ワクチン	101, 127
メディアリテラシー	15
免疫	96, 140
ものもらい	162
モロー反射	38

ヤ

ユニバーサル給食	146
溶血性レンサ球菌	110
腰痛	172
要保護児童対策地域協議会	26
溶連菌感染症	110
予防接種	99, 126
与薬依頼票	152
四種混合ワクチン	108, 129

ラ

ラピアクタ	100
リウマチ熱	110
流行性角結膜炎	107
流行性耳下腺炎	105
流産	173
リレンザ	100
りんご病	112
臨時健康診断	74
レプリーゼ	108
連合遊び	58
ロタウイルス	114
ロタウイルス感染症	114

ワ

| ワクチン | 127 |

《編著者紹介》

鈴木美枝子（すずき・みえこ）

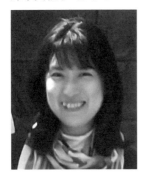

玉川大学教授
東京大学大学院教育学研究科修了　博士（保健学）
担当：第1章1，2，4節，第2章3節，
　　　第3章2，3節，第4章2節，第5章3節

主要著書
『これだけはおさえたい！　保育者のための子どもの健康と安全　改訂二版』（編著）創成社，2024年。
『保育原理（新しい保育講座）』（共著）ミネルヴァ書房，2018年。など

《著者紹介》

内山有子（うちやま・ゆうこ）
　東洋大学教授／元公立高等学校養護教諭／保育士
　担当：第1章3節，第2章1，2，4，5，6節，第3章1節，第4章4節

田中和香菜（たなか・わかな）
　東京家政学院大学非常勤講師／元府中市公立幼稚園養護教諭
　担当：第4章1，3節，第5章1，2節，症状マークイラスト

両角理恵（もろずみ・りえ）
　防衛医科大学校助教／看護師
　担当：第3章4節

（検印省略）

2019年10月25日　初版発行
2024年4月1日　改訂版発行
2025年3月1日　改訂版二刷発行　　　　　　　　　略称―子どもの保健

これだけはおさえたい！
保育者のための「子どもの保健」［改訂版］

編著者　鈴木美枝子
発行者　塚田尚寛

発行所　東京都文京区春日2-13-1　株式会社 創成社
　　　　電　話　03（3868）3867　　ＦＡＸ　03（5802）6802
　　　　出版部　03（3868）3857　　ＦＡＸ　03（5802）6801
　　　　http://www.books-sosei.com　振　替　00150-9-191261

定価はカバーに表示してあります。

©2019, 2024 Mieko Suzuki　　　組版：ワードトップ　印刷：モリモト印刷
ISBN978-4-7944-8108-5 C3037　　製本：モリモト印刷
Printed in Japan　　　　　　　　落丁・乱丁本はお取り替えいたします。

―――― 保 育 選 書 ――――

鈴木美枝子 編著
これだけはおさえたい！
保育者のための「子どもの保健」
定価（本体 2,400 円＋税）

鈴木美枝子 編著
これだけはおさえたい！
保育者のための「子どもの健康と安全」
定価（本体 2,500 円＋税）

松本なるみ・中安恆太・尾崎眞三 編著
予習・復習にも役立つ
社会的養護 II
定価（本体 1,800 円＋税）

百瀬ユカリ 著
よくわかる幼稚園実習
定価（本体 1,800 円＋税）

百瀬ユカリ 著
実習に役立つ保育技術
定価（本体 1,600 円＋税）

福﨑淳子・及川留美 編著
[新版] エピソードから楽しく学ぼう
保育内容総論
定価（本体 2,400 円＋税）

佐々木由美子 編著
エピソードから楽しく学ぼう
環境指導法
定価（本体 2,000 円＋税）

―――― 創 成 社 ――――

ワークシート１-①

子どもの発育・発達

年　　組　　番号　　名前　　　　　　　　　　　提出日　　年　　月　　日

●体の器官の名称とはたらきについて書きなさい。

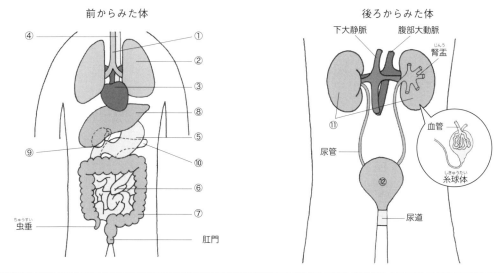

器官の名称	はたらき
①	
②	
③	
④	
⑤	
⑥	
⑦	
⑧	
⑨	
⑩	
⑪	
⑫	

〈切り取り線〉

ワークシート 1-②
子どもの発育・発達

年　　組　　番号　　名前　　　　　　　　　　提出日　　年　　月　　日

●次の文の（　）に適切な語句または数字を入れなさい。

① 出生時の平均体重は約（　　　）gで，1歳で約（　　）倍の9,000g，4歳で約（　　）倍の15kgになる。

② 新生児には，生後3～5日間で一時的に体重が150～300g程度（　　　）する（　　　　　）がみられる。

③ 出生時の平均身長は約（　　　）cmで，1歳で出生時の約（　　）倍の75cm，4歳で約（　　）倍の100cm，12～13歳で約（　　）倍の150cmになる。

④ 新生児の頭蓋骨の左右の前頭骨と左右の頭頂骨間にある隙間を（　　　）といい，これが膨隆すると（　　　　）などを疑い，陥凹すると（　　　）などを疑う。

⑤ 乳歯は生後（　　　）か月頃より生え始め，1歳で上下各（　　）本の計（　　）本，2～3歳で上下各（　　）本の合計（　　）本が生えそろう。

⑥ 運動機能の発達には一定の原則があり，（　　　）から（　　　）へ，（　　　）から（　　　）へ，（　　　）運動から（　　　）運動へと発達する。

⑦ （　　　）か月頃に首がすわり，5～6か月頃に（　　　　）をし，（　　　）か月頃にひとりすわりや（　　　　）をする。

⑧ （　　　）か月頃につかまり立ち，10～11か月頃に（　　　　），11～12か月頃に（　　　　），1歳～1歳3か月頃には（　　　　）ができるようになる。

⑨ 新生児期より生後2か月頃までの子どもは昼夜の区別がつかず，3～4時間ごとに目を覚ます（　　　　）睡眠をしている。5～6歳になると夜のみ睡眠をとる（　　　　）睡眠となる。

⑩ 五感には（　　　），（　　　），（　　　），（　　　），（　　　）がある。

⑪ 生後2か月頃になると「アー」「ウー」といった母音を中心とした（　　　　）が始まる。

〈切り取り線〉

ワークシート2-①
連絡帳を書いてみよう

　　年　　組　　番号　　名前　　　　　　　　　提出日　　年　　月　　日

　裏面にあるのは1歳児の連絡帳の例です。保護者が記入してきたことに対応できるよう，園での状況を想像しながら記入してみましょう。園では体調管理のため，いつもより多く検温したと想定し，連絡帳にその情報も書き込みましょう（p.76参照）。また，園で悪化せずに過ごせた例や，体調が悪化してしまった例などを想定して，子どもの様子が保護者に伝わるよう，書いてみましょう。

●連絡帳を書いた感想を書きましょう。

〈切り取り線〉

ワークシート２−②

年　　組　　番号　　　名前　　　　　　　　　　提出日　　年　　月　　日

６月　２２日　金　曜日

家庭より			
食事（量・内容）	夕食 ごはん，かれいの煮つけ 小松菜と油揚げのみそ汁 かぼちゃの煮物			朝食 食パン，目玉やき， 野菜スープ，サラダ
機嫌	前夜	普通・⑭・悪	今朝	普通・⑭・悪
排便	前夜	普通・㊛・固　　１回	今朝	普通・㊛・固　　１回
睡眠	就寝 ９：００　起床 ６：２０　検温　３６.９℃　入浴 ㊒　無			
子どもの様子・連絡事項	少し便がゆるいようです。夕べも今朝もいつもより軟らかい便が出てしまいました。食欲はあり，きげんもいいです。鼻水も少し出るので，このまま体調をくずさないか心配です。 お迎え予定 １８ 時 ００ 分頃（　母　）　記入者　母			

園より			
食事（量・内容）	おやつ（午前）	昼食		おやつ（午後）
機嫌	午前	普通・良・悪	午後	普通・良・悪
排便	午前	普通・軟・固　　　回	午後	普通・軟・固　　　回
午睡	：　〜　：		検温	：　　　　℃
子どもの様子・連絡事項	記入者			

〈切り取り線〉

ワークシート３−①

子どもの健康観察のポイント

年　　組　　番号　　名前　　　　　　　提出日　　年　　月　　日

●子どもの健康状態を把握するときに，それぞれ注目するポイントをまとめてみましょう。

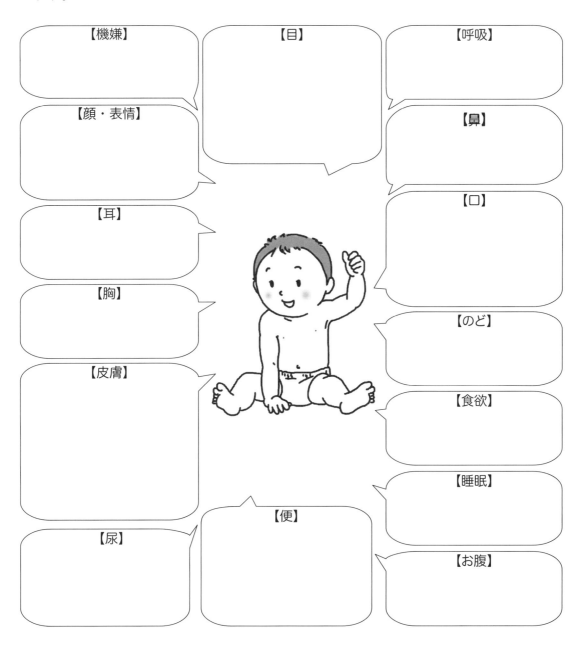

〈切り取り線〉

ワークシート3-②

子どもの健康観察のポイント

　年　　組　番号　　名前　　　　　　　　提出日　　年　　月　　日

●子どもの健康を観察するポイントをまとめてみて，気づいたことや感想を書きましょう。

〈切り取り線〉

ワークシート4−①

子どもの病気

年　　組　　番号　　名前　　　　　　　　　　　　　提出日　　年　　月　　日

●次の文の（　　）に適切な語句または数字を入れなさい。

① 子どもの体温は一般的に大人より高く、発熱した場合は、（　　　）や（　　　）などの様子も合わせて観察する。子ども一人一人の（　　　）を知っておき、子どもの（　　　）をよく観察して対応する。

② 発熱がある時は脱水症状にならないように、しっかり（　　　）を補給する。

③ けいれんがおきた時には、平らなところに寝かせ、吐物が気管に入らないように顔を（　　　）に向け、衣服をゆるめる。（　　　）分以上経過してもけいれんが収まらないときには、すぐに救急車を呼ぶ。

④ 下痢をしている時は体内の（　　　）や（　　　）が失われるため、吐き気や嘔吐がなければ（　　　）等を少量ずつ飲ませる。感染性の胃腸炎の場合、症状が回復しても（　　　）に（　　　）週間以上ウイルスが排出される可能性がある。下痢のおむつ交換をする時は、必ず（　　　）、（　　　）、（　　　）を着用する。

⑤ 便秘の原因は、母乳から人工乳への移行や離乳食の開始時期など（　　　）、（　　　）、開始時期や内容が不適切な（　　　）、排便時の（　　　）、入園やクラス替えなどによる（　　　）の変化などがある。

⑥ 嘔吐した時は、顔を（　　　）向きにして寝かせ、安静にさせる。水分を欲しがる時は、嘔吐してから少なくとも（　　　）分は様子をみて、（　　　）がなければ少量ずつ摂らせる。

⑦ 咳が出る時は、背中をさすったり、軽くたたいたりする（　　　）を行うとよい。また、上半身を（　　　）くして寝かせたり、（　　　）の姿勢をとらせる（　　　）呼吸をさせると、楽になることがある。

⑧ 発しんの出る原因は（　　　）などの病気によるもの、（　　　）、（　　　）などがある。発しんが出た時は発しん以外の症状を観察し、あわせて（　　　）や（　　　）の既往歴、（　　　）についても確認する。

〈切り取り線〉

ワークシート4－②

子どもの病気

年　　組　　番号　　名前　　　　　　　　　提出日　　年　　月　　日

⑨ 麻しんは（　　　　　）ともいい，非常に感染力が強く，かかると重症化しやすい疾患である。最初，高熱が出るが，いったんやや下がり，再び高熱が出る。その頃，口の中の粘膜に（　　　　　　　）という白い斑点がみられる。

⑩ 麻しんと風しんの混合ワクチンのことを（　　　　　　　　　　　　　）といい，（　　　）歳になったらなるべく早く接種する。その後，（　　　　　　　）前の1年間に2回目の接種を行う。

⑪ （　　　　　　　　　　　　　）は，2019（令和元）年に中国で発生した新しいウイルスによる感染症で，感染経路は（　　　　　　），（　　　　　　　　），（　　　　　　）である。2023（令和5）年5月に感染症法の位置付けが二類相当から（　　　　　　）に移行し，それに伴い，学校保健安全法施行規則においても，学校感染症の分類が，第一種感染症から（　　　　　　　　　）になった。

⑫ （　　　　　）は麻しんに似たピンク色の細かい（　　　　　　）が顔や首から全身へと広がるが，熱も発しんも約（　　　）日間で治まる。妊娠初期の妊婦がかかると，胎児に感染して（　　　　　　　　　　　）を発症することがある。

⑬ 水痘は（　　　　　　）ともいい，始めは紅斑が体から首のあたり，顔などにあらわれる。（　　　　　　　　）ウイルスは，初めて感染すると（　　　　）となるが，治ったあとも免疫が低下したときに神経に沿って小さな水疱が出る（　　　　　　）をおこすことがある。妊婦が感染すると出生児に（　　　　　　　　　　　）という先天異常を生じることがある。

⑭ （　　　　　　　　　）は，おたふくかぜともいい，発熱と（　　　　　　）に腫れや（　　　　）がみられる。

ワークシート５−①

子どもの病気

年　　組　　番号　　名前　　　　　　　　　提出日　　年　　月　　日

① 結核の予防接種である（　　　　　　　　）を接種すると，発症予防や重症化の予防につながる。

② 咽頭結膜熱は（　　　　　）ともいい，（　　　〜　　　）℃の高熱を出し，（　　　　　），（　　　　　），（　　　　　　）をおこす。１年を通して発生するが（　　　　）を中心に流行する。

③ （　　　　　　　）は連続したコンコンコンという短い咳の後，ヒューと笛を吹くような音を立てながら息を吸う（　　　　　　　）という咳をするのが特徴である。

④ （　　　　　　　　　　　）は 2012（平成 24）年４月から，学校保健安全法施行規則の一部が改正され，学校感染症の第二種感染症に追加された。

⑤ （　　　　　　　　）は急な高熱が出て，のどが炎症をおこし，強い痛みを感じる。舌がイチゴのように赤く腫れる（　　　　　　）がみられ，全身に赤い細かい発しんが出る。

⑥ （　　　　　　）は「りんご病」ともいい，両方の（　　　　）に赤い発しんが出て，腕や脚の外側にもレースのような（　　　　）が出る。妊娠中に感染すると，流産，死産，（　　　　　　　　）の原因になることもある。

⑦ （　　　　　　　　　　）は「とびひ」ともいい，虫刺されやアトピー性皮膚炎の湿しんなどをかきこわして，そこに（　　　　　　　　　　　　）や（　　　　　　　　　　　　）が感染することでおこる。

⑧ Ｂ型肝炎の予防には（　　　　　　　　　　　　）の接種が有効である。ウイルスは（　　　　　　）や体液（唾液，涙，汗，尿等）に含まれるので，血液や（　　　　　），鼻水や痰，便などの（　　　　　　　）を素手で扱わないようにする。

⑨ （　　　　　　　　　　　）は従来の不活化ワクチンや生ワクチンとは異なる新しい仕組みのワクチン（mRNA ワクチンなど）が開発され，2022（令和４）年８月から（　　　　　　　　　　　　　　　）との同時接種が可能となった。

⑩ 2024（令和６）年４月から導入された五種混合ワクチン（DPT-IPV-Hib）は（D：　　　　　　　　　）を，（P：　　　　　　　），（T：　　　　　　　），（IPV：　　　　　　　　　），（Hib：　　　　　　　　　　　　　）の各ワクチンと混合したワクチンである。生後（　　　）か月から定期接種できるようになった。

〈切り取り線〉

ワークシート5-②

子どもの病気

年　組　番号　　名前　　　　　　　　　提出日　年　月　日

●学校感染症について，各疾患の出席停止期間を書きなさい。

感　染　症	出席停止期間
新型コロナウイルス感染症 （SARSコロナウイルス2）	
インフルエンザ（特定鳥インフルエンザおよび新型インフルエンザ等感染症を除く）	
百日咳	
麻しん（　　　　　　　）	
流行性耳下腺炎（　　　　）	
風しん	
水　痘（　　　　　　　）	
咽頭結膜熱（　　　　　）	
結　核	
侵襲性髄膜炎菌感染症	

〈切り取り線〉

ワークシート6-①
アレルギー疾患

年　　組　　番号　　名前　　　　　　　　提出日　　年　　月　　日

●次の文の（　　）に適切な語句または数字を入れなさい。

① 体には外部から侵入してきた（　　　　）と呼ばれる異物を排除しようとして（　　　　）をつくり，次に同じものが体内に侵入してきた時に，それを攻撃して外部へ追い出そうとする（　　　　　　　）がある。このはたらきを（　　　　）という。

② 免疫が過剰に反応して，病原体などではない無害なものに対してまで反応し，その結果，体にとってかえって不利になるような反応をおこすことを（　　　　　　）という。その原因となるものを（　　　　　　）という。

③ 即時型食物アレルギーの主な原因食物は（　　　），（　　　），小麦が多いと言われているが，昨今（　　　　）の症例数が増加傾向にある。また（　　　　）の中では（　　　　）の症例数が最も多く，次いでカシューナッツである。

④ 食品表示法では，食物アレルギー症状を引きおこすことが明らかである食品のうち，とくに発症者数が多く，また症状の重症度が高い食品8品目，（　　　），（　　　），（　　　），（　　　），（　　　），（　　　），（　　　），（　　　）を（　　　　　　）として表示を義務づけている。また義務ではないが，可能な限り表示が推奨される食品（　　　）品目を，（　　　　　　　）として規定している。

⑤ （　　　　　　　）とは複数のアレルギー症状が（　　　　）に，そして（　　　）に現れた状態のことである。ショック症状を伴うものを（　　　　　　　　　）という。ショック状態になる前に（　　　　　　）の自己注射である（　　　　　）を使用することで救命率が上がる。アドレナリンには（　　　　）の働きを強めたり，（　　　　）を上げたりする作用がある。

⑥ 気管支ぜん息はアレルギー反応により（　　　　）が（　　　　）をおこし，（　　　）なることで発作がおこりやすくなる。

⑦ 気管支ぜん息で気道が過敏になっていると，（　　　　），（　　　　）や（　　　　），（　　　　），（　　　　）や（　　　　）なども刺激となり発作がおきやすくなる。

⑧ 気管支ぜん息のアレルゲンの中でも（　　　　）は多くのぜん息患者のアレルゲンとなっているため，その対策は重要である。

〈切り取り線〉

ワークシート6−②
アレルギー疾患

年　　組　　番号　　名前 _____　提出日　　年　　月　　日

⑨ アトピー性皮膚炎は，皮膚の（　　　）と（　　　　　）のある（　　　　）が出たり治ったりを繰り返す疾患である。皮膚が（　　　）していると皮膚から（　　　）が蒸発しやすく，ちょっとした刺激でもかゆみを感じやすくなる。

⑩ 皮膚には本来，外部からの刺激や有害物質の侵入を防ぐ（　　　　）が備わっている。アトピー性皮膚炎などによりそれが低下していると，（　　　　）や（　　　）などの悪化因子の影響を受けやすく症状の悪化を招きやすい。

⑪ アトピー性皮膚炎の治療の三本柱は，室内のそうじや換気などをして（　　　　　　　　　）こと，入浴やシャワーなどで皮膚を清潔にして保湿を行う（　　　　　　），外用薬やかゆみに対する内服薬の使用などの（　　　　　　）である。

⑫ アトピー性皮膚炎の薬物療法には（　　　　）を抑え，（　　　　）を軽減する効果が高い（　　　　　　）が処方されることが多い。

⑬ タクロリムス軟膏（プロトピック®）もアトピー性皮膚炎の炎症とかゆみを抑える主要な外用薬である。（　　）歳未満の乳幼児には現在使われていないが，園でタクロリムス軟膏を塗ることがある場合は，その直後に長く（　　　　）に当たらないようにする。

⑭ アレルギー性結膜炎は，（　　　）に飛び込んだアレルゲンによって，（　　　　）や（　　　）にアレルギー反応による炎症がおこる。主な症状は（　　　　　），（　　　　　），ごろごろとした（　　　　　），（　　　　）などである。

⑮ アレルギー性結膜炎では，プールの水に消毒として含まれる（　　　　）が（　　　）や（　　　　）の刺激となるため，保護のためにゴーグルを用いるとよい。

⑯ アレルギー性鼻炎はアレルギー性の鼻炎で（　　　）から入ってくるアレルゲンによりアレルギー反応をおこす。主な症状は発作性，反復性の（　　　　　），（　　　　），（　　　　　）である。通年性のアレルギー性鼻炎は主に（　　　　　）や（　　　　），（　　　　　　）などが原因でおこり，季節性のアレルギー性鼻炎は（　　　　），（　　　　），（　　　　）などの花粉が原因となることが多い。

⑰ 健康に育っていた乳児が，何の前兆もなく，窒息死でもなく（　　　　）中に突然死亡してしまう原因不明の病気を（　　　　　　　　　）という。

〈切り取り線〉